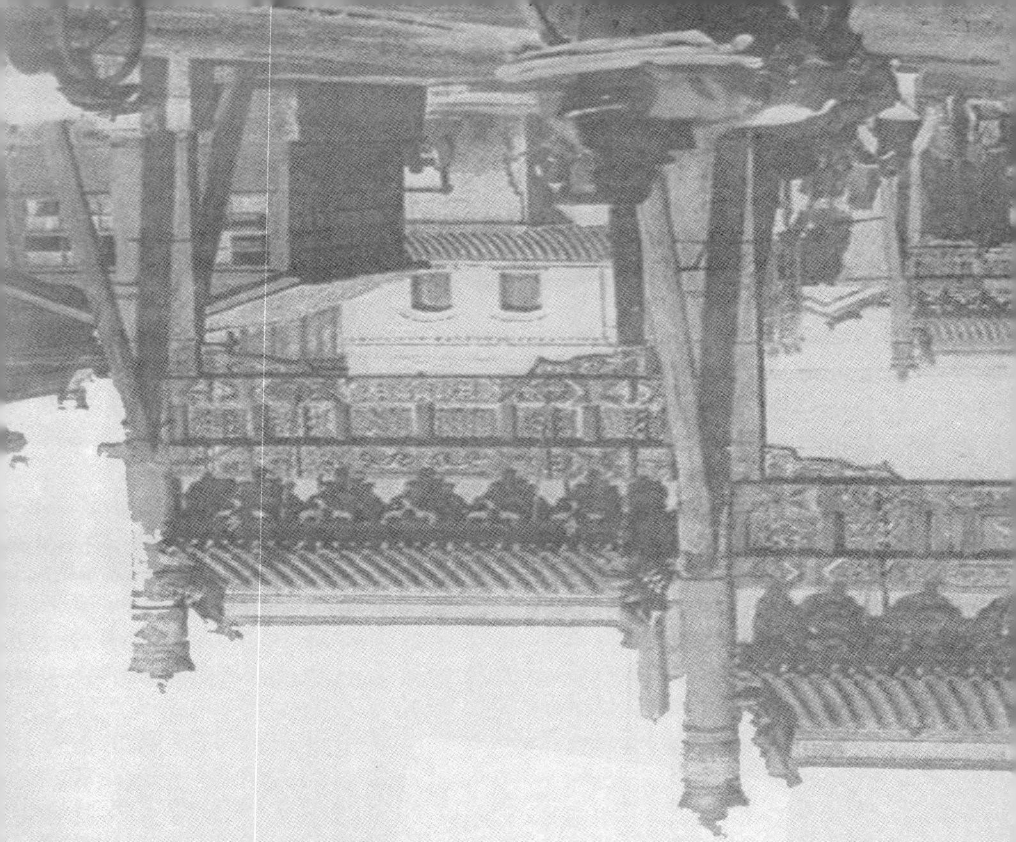

永安堂藥目

永安堂 刊刻
伍悦 林霖 杨建宇◎点校

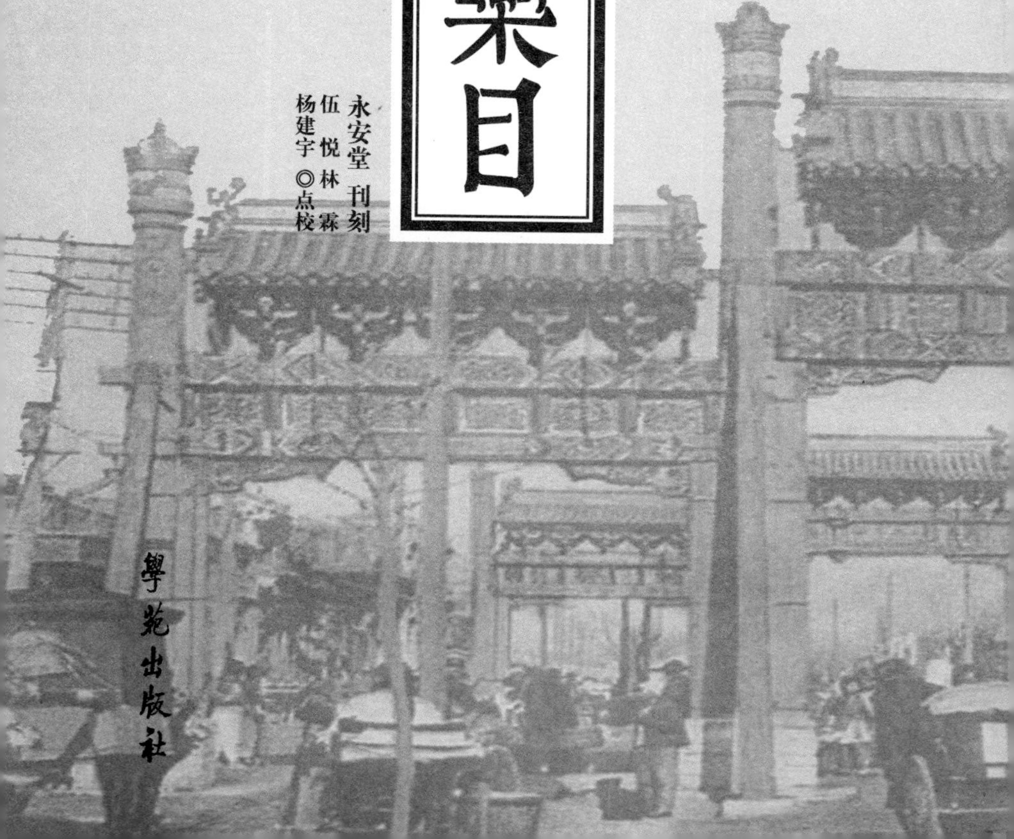

學苑出版社

图书在版编目(CIP)数据

永安堂药目/永安堂刊刻；伍悦，林霖，杨建宇点校. —北京：学苑出版社，2013.5

（中国百年老字号系列丛书）

ISBN 978-7-5077-4272-5

Ⅰ.①永… Ⅱ.①永…②伍…③林…④杨… Ⅲ.①中成药-北京市-清代-目录 Ⅳ.①R286-63

中国版本图书馆CIP数据核字(2013)第086654号

责任编辑：付国英　陈　辉
出版发行：学苑出版社
社　　址：北京市丰台区南方庄2号院1号楼
邮政编码：100079
网　　址：www.book001.com
电子信箱：xueyuan@public.bta.net.cn
销售电话：010-67675512、67678944、67601101(邮购)
经　　销：新华书店
印 刷 厂：北京市广内印刷厂
开本尺寸：890×1240　1/32
印　　张：12.75
字　　数：90千字
印　　数：1—3000册
版　　次：2013年5月第1版
印　　次：2013年5月第1次印刷
定　　价：38.00元

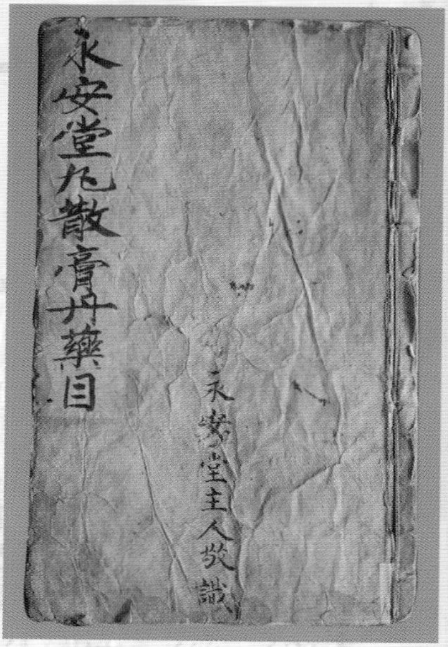

▲ 《永安堂药目》书影之一

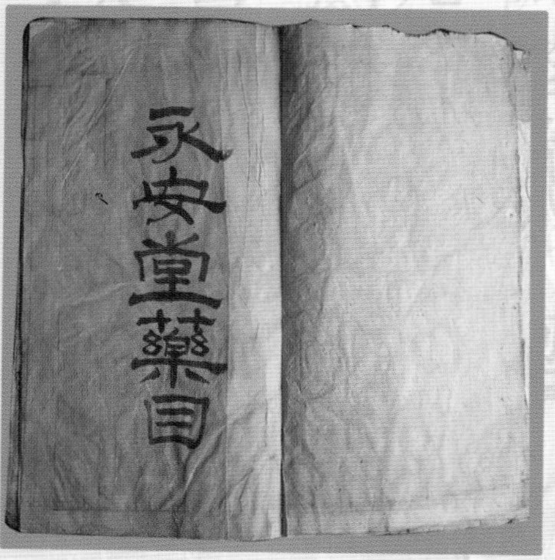

▲ 《永安堂药目》书影之二

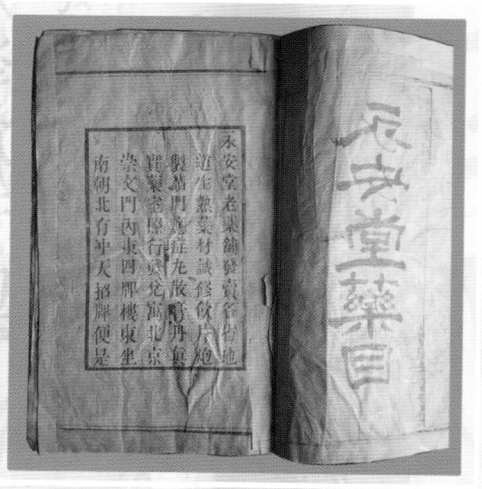

▲ 永安堂药目》书影之三

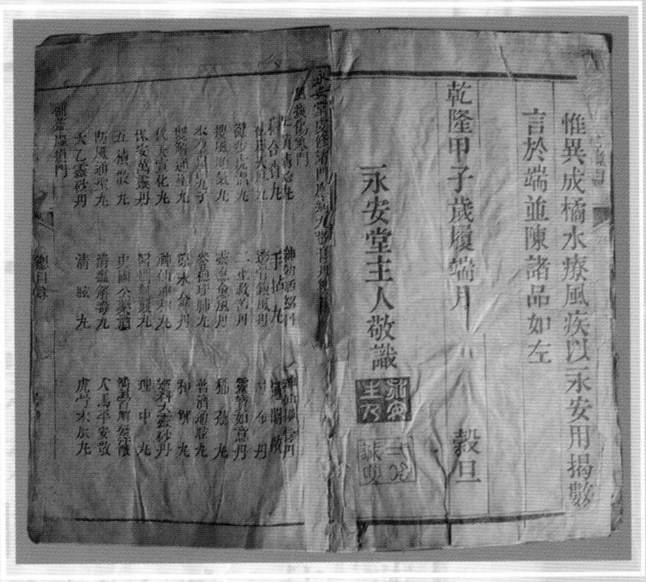
惟異成橋水瘀風疾以永安用揭數
言於端並陳諸品如左
乾隆甲子歲履端月　穀旦
永安堂主人敬識

▲《永安堂药目》书影之四

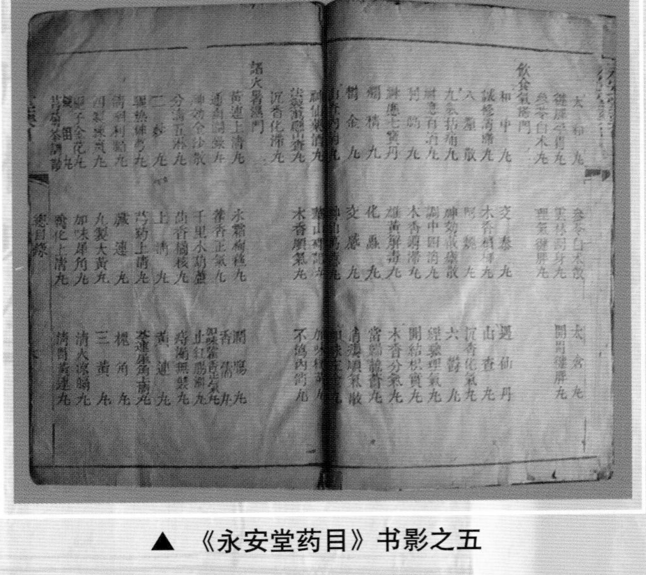

▲《永安堂药目》书影之五

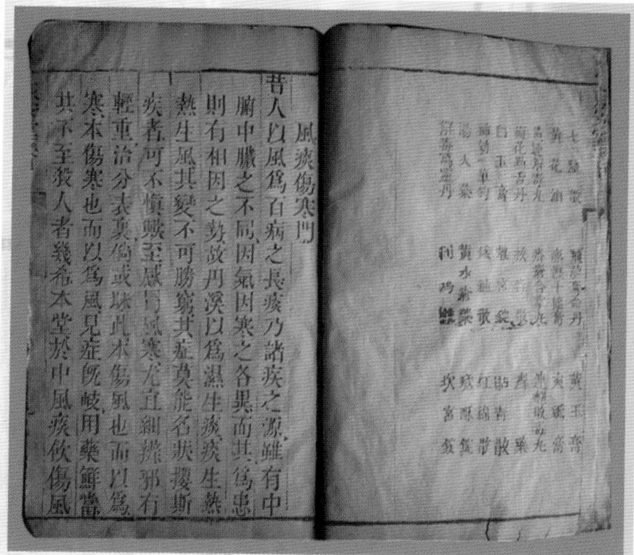

▲ 《永安堂药目》书影之六

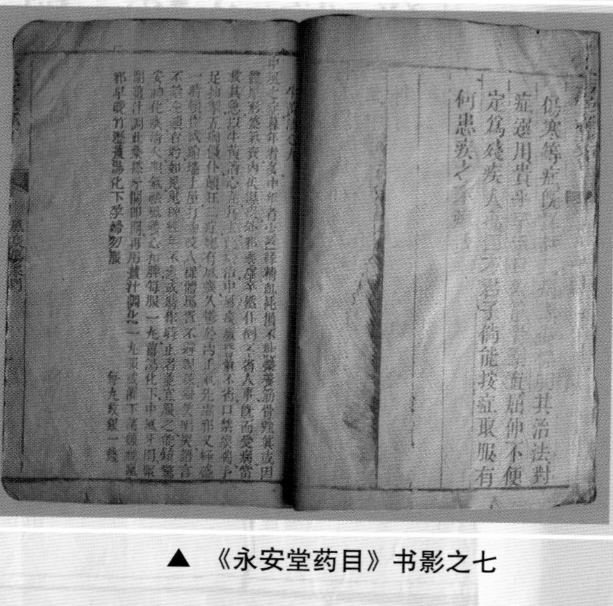

▲ 《永安堂药目》书影之七

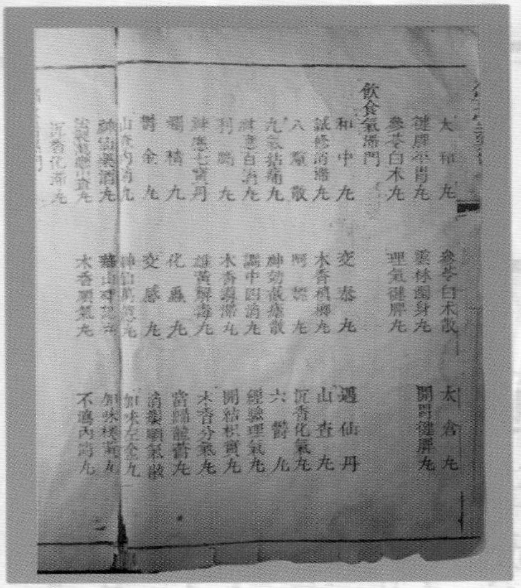

▲《永安堂药目》书影之八

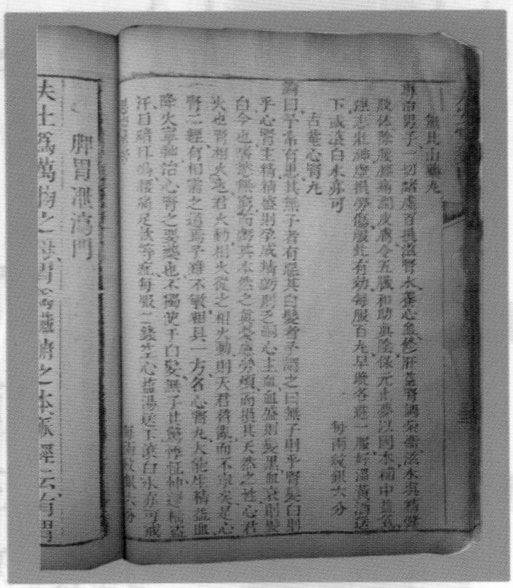

▲《永安堂药目》书影之九

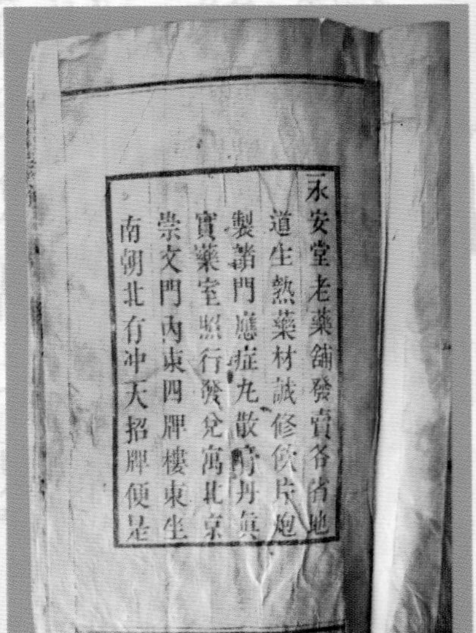

永安堂老藥舖發賣各省地
道生熟藥材誠修飲片炮
製諸門應症丸散膏丹兼
實藥室照行發兌寓北京
崇文門內東四牌樓東坐
南朝北有冲天招牌便是

▲《永安堂药目》书影之十

出版前言

北京永安堂是一家『名老字号』药店。始建于明朝永乐年间，其后几易店东，至前清时，一度曾为东四牌楼董家金店的属号。经几代人的艰苦创业，至二十世纪三十年代达到鼎盛时期，逐渐发展成为经营参茸、饮片、名贵药材，并且能够自制丸散膏丹，拥有自己的生产加工厂的大型国药店。

据考证，现今唯一的珍贵文史资料，即永安堂原主人于清乾隆甲子年（一七四四）撰刻的《永安堂药目》一书记载：永安堂始创于明朝永乐年间（一四〇三至一四二四）。如此说，永安堂的创业迄今已有五九〇多年的历史了，名老字号是名符其实。

据记载：永安堂早年的地址：位于齐化门（朝阳门）内大街二一五号，即原东四牌楼东南角儿。两层楼面，门楹中央悬挂『永安堂』颜体楷书匾额和『采云』、『炼月』的金字牌匾分挂两端，显着庄重气派。永安堂药厂就在其对过路北二四三号，有三层院落，前门在朝内大街，后门则通东四头条。内设刀房、斗房、碾房，还有贮蜜库和鲜药库等，这在当年亦是颇具实力的药厂。自产自销中成药十六个门类四八七种，外厂药品一律不销。使永安堂自产名药得以真传，故在京城史业鼎盛，商誉大振。

《永安堂药目》序，开宗明义的讲道：永安堂药店从商宗旨是『实与名副，财以道生』的经营祖训。简而言之，就是『货真价实，童叟无欺』。永安堂制药的真功夫，在于它久研病理，深攻药性，遵照古方暨名师秘授，虔修各种丸、散、膏、丹；兼设药圃，培养各色鲜药等，故驰名海内外。说到当年创建永安堂的始祖是谁？已无从考证，大致是因为明、清两代更迭的文史资料已荡然无存了。老职工们仅从永安堂过年（春节）的习俗和老铺口的南礼儿上，来推测原主人是南方人。后来永安堂又几经转手，几易其主，至民国初年时让一位北方人，即杨周臣先生将永安堂的祖业承传了下来。杨掌柜是一八七五年出生，河北省三河市人，私塾文底深厚，一八九二年走进永安堂，一九〇七年任永安堂总经理，一九四二年任北平市中药讲习所常务董事和北平市国药同业协会主席。他精通业务，勤于管理，或坐堂闻听，或后堂（药厂）查看。对加工的药面儿，他一看色便知投料是否有误；口尝舌治，能品出压碾、过箩是否有偷工省事儿。老掌柜杨周臣曾书道：『监制者责任重大，终日督饬，唯恐疏漏，虽神疲力竭，亦弗敢稍懈』，以此来严于律己。正是在他严格的监督下，全店同仁个个严守店规店矩，决不马虎，使这个历经沧桑数百年的老店从未发生过差错。

当年服药者，尤其是服用贵重药品的多是王府、大宅门和满门旗人。他们买药后，都是逐味核对，逐样以毫、厘复称，这也从没出过错。永安堂的『万应锭』这种小药，据说是专为劳苦大众所用，货真价廉，疗效甚好。这种小药在当年还有一个真人真事的故事。一次，礼士胡同的张先生（人送外号张机器），因眼底红肿充血，病情很严重，晚上买了一包万应锭，服后药到病除。这位张先生颇感奇怪，便来个货比三家，在另两家各买了一包万应锭进行研究，结果发现永安堂的万应锭是将细料和入药中，久存后色泽、药效如初，其他两家的万应锭是把细料用在表面儿包衣，不仅没有了麝香味儿，药品还变成了黑色。张先生得出的结论是：『我用药就去永安堂』。久而久之，经老百姓这么互相一传，永安堂的商誉大增。故当年在京城便流传起『内永安外同仁』的说法（注：早年的北京以前门作界，分为内城和外城，内永安即永安堂，外同仁即同仁堂）。

为了增加读者对永安堂历史及其药物的了解，此次对永安堂原主人于清乾隆甲子年（一七四四）撰刻的《永安堂药目》一书进行重新点校，出版以飨读者。

此次点校，以朱朴先生收藏的『永安堂主人』于清乾隆甲子年（一七四四）刊刻的《永安堂药目》为底本，为方便读者阅读，变竖排繁体为竖排简体，且加标点。文中明显的错别字，及常见的异体字、古今字、俗字、通假字，一律予以改正，不出注；但对文中疑难字句做了注音和训释。其次，所据底本多有破损缺字，文后有破损缺页，因缺少可用于参校的版本，目前尚无法补齐，只得留与有识者予以补正。

《永安堂药目》由于编者水平有限，文中还可能有欠妥之处，衷心希望读者批评指正。

伍悦

二〇一三年二月二十八日

目录

脾胃泄泻门……………………四五

诸火暑湿门

痰饮咳嗽门……九〇

永安堂老药铺，发卖各省地道生熟药材，诚修饮片炮制诸门，应症丸散膏丹真实，药室照行发兑。寓北京崇文门内东四牌楼东，坐南朝北，有冲天招牌便是。（注：此处缺漏数行）

惟异成橘水疗风疾，以永安用揭数言于端，并陈诸品如左。

乾隆甲子岁履端月　谷旦

永安堂主人敬识

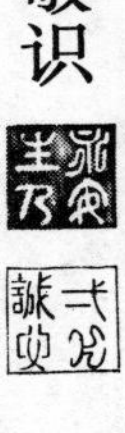

风痰伤寒门

昔人以风为百病之长，痰乃诸疾之源。虽有中腑中脏之不同，因气因寒之各异，而其为患，则有相因之势，故丹溪以为：湿生痰，痰生热，热生风，其变不可胜穷，其症莫能名状，撄斯疾者，可不慎欤？至感冒风寒，尤宜细辨。邪有轻重，治分表里。倘或昧此，本伤风也，而以为寒；本伤寒也，而以为风。见症既岐，用药鲜当，其不至杀人者几希？本堂于中风、痰饮、伤风、伤寒等症，既详注其病源，复标明其治法，对症选用，贵乎早治，日久筋骨挛直屈伸不便，定为残疾人也。四方君子倘能按症取服，有何患疾之不瘳哉！

牛黄清心丸

中风之症，暮年者多，中年者少。盖缘精血耗损，不能荣养，筋骨强直；或因体厚，形盛气衰，内伏湿痰，外邪乘虚，卒然仆倒，不省人事。既而受病，当救其急，以牛黄清心丸为主。此药治中风痰厥，昏晕不省，口噤，痰喘，手足抽掣，五痫僵仆，颠狂二症。总有风痰，久郁于内，正气先虚，邪又极盛，一时顿作。或逾墙上屋，打物咬人，裸体骂詈，不避亲疏，痴笑唱哭，语言不论，左顾右盼，如见鬼神。经年不愈，或时作时止者并宜。服之能镇惊安神，化痰，清火，顺气，祛风养心和脾。每服一丸，姜汤化下，中风牙关紧闭，姜汁调此药，搽牙关即开，再用姜汁调化一丸，服或灌下。诸颠痫疯邪，早晚竹沥姜汤化下。孕妇勿服。每丸纹银一钱

神效活络丹

大凡祛风散火，去其标；活络调元，治其本。此丸专治男妇中风，左瘫右痪，口眼歪邪，半身不遂，肩臂麻木，腰膝疼痛，行步艰难，筋骨拘挛，目眩头晕，手足浮肿，耳聋耳鸣，项强背痛，不能俯仰。服之驱风散火，益气养血，舒筋强骨，活络调元。每服一丸，煮酒调服；或用一丸，泡酒常服极妙。每丸纹银一钱

神仙换骨丹

半身不遂，口眼㖞斜，手足不仁，言语蹇涩；或痛连骨髓，或痹袭皮肤，或中

急风，涎潮不言，精神昏愦，时吐痰沫，腰膝无力，行步艰难，湿痰流注，经络闭塞，肢体偏枯，一臂骨瘦，筋脉拘挛，左瘫右痪，一切风痫暗风等症。此药除湿豁痰，疏风利气，舒筋活血，健步强腰。能令手足屈伸，言语舒畅，肢体痛缓，百节遂和，举步如飞，其效如神。每服一丸。以硬物击碎，温酒半盏，浸以物盖，不可透气。食远，临卧送下。衣盖，当自出汗，即瘥。孕妇勿服。　每丸纹银三分

苏合香丸

夫风者，百病之长也。其症有四：一曰偏枯，半身不遂。二曰风痱，身无疼痛，四肢不收。三曰风懿，奄忽不知人也。四曰风痹，诸痹类中风也。此古人论中风之意如此。及近代，刘河间、李东垣、朱彦修，三子所论，因火、因气、因湿，始与古人相异。余观之，古人言其标，三子言其本。夫医之于病，标本明而用治当矣。遵古方，制苏合丸，专治男妇中风、中气、中痰、中祟，牙关紧闭，口眼歪斜，不省人事，如见鬼神，卒暴心疼，鬼魅瘴疟，小儿急慢惊风，妇人产后中风，赤白痢疾，一切急暴之症，最能顺气化痰并有神效。大人每用一丸，小儿半丸。以生姜自然汁化

开，擦牙关；另煎姜汤，调药灌下。

每丸纹银一钱

手拈丸

专治寒中太阴，中脘疼痛，遇寒即发，时痛时止，呕吐痰水，作酸，痞闷，不思饮食等症。每服二钱，或三钱。食远，淡醋汤送下，或滚白水送下亦可。忌生冷煮面等物。

每两纹银六分

通关散

凡遇中风、中气，痰厥喉闭，不省人事，牙关紧急，汤水不下，难于进药，急以通关散，有斩关夺命之力。每少许吹入鼻中，无嚏不可治，不必论矣。待有嚏，可治，方用牛黄清心丸、苏合香丸、延龄愈风丹之类，随症酌用，贵乎早治，万无一失，不然，定有性命之忧也，慎之慎之。

每钱纹银一钱五分

祛风天麻丸

大抵手足麻木，肢节酸疼，即是中风之由，乃血虚不能荣筋也。当以预防为主。谚云：能医已成之病，不若治于未病之先。设使湿热生痰，内邪伏藏；倘或腠理不密，外邪乘虚，内外相抟，中风岂可免乎？凡遇四肢缓弱，麻痹不仁，头目眩晕，口眼㖞斜，语言蹇涩，肌肤颤动，背膂发痒，状如虫行，咽喉漉漉，耳内共鸣，大便结燥，小便淋漓。但见是病，早服此药，兼服竹沥枳术丸、健步虎潜丸等，选用收功，庶无左瘫右痪之症。每服二钱。早晚温酒、白汤送下。

每两纹银六分

透骨镇风丹

此方乃异人所授，千金不易，不可轻视。专治三十六种风、七十二般气，诸虚不足，筋骨软弱，脾胃虚寒。冷振风吹，腰痛、背痛、筋痛、骨痛，四肢体痛，经年举发。或跌打损伤，伤筋动骨，久痛不止，及麻木无力，痿痹大虚，半身不遂，不能动履等症。每服一丸。临卧时，用暖黄酒，入生姜汁四五茶匙，调服。盖被宜暖，微出汗为度。此药疏风活血，益气壮阳，健筋强骨，治虚寒风湿，腰痛腿疼，百发百中，妙难尽述。

每丸纹银二分

寸金丹

专治男女老幼中风中寒，中暑中气，口眼歪斜，牙关紧急，不省人事；或内伤生冷，外感风寒，头疼发热，骨节酸疼，咳嗽痰实，鼻流清涕，胸膈胀满，不思饮食；或出外不服水土，心腹疼痛，呕吐痰水；或受山风瘴气，疟疾，泄泻；妇人产后昏迷，恶露不尽；小儿急慢惊风，以上诸症俱用淡姜汤送下。每服一丸，小儿半丸亦可。　　每丸纹银一分

健步虎潜丸

人患步履艰辛，类于中风。缘少年纵欲伤精，劳役伤气，事繁伤神，精气神耗散，一虚百损，腠理不密，风寒乘虚而入，以致口眼㖞斜，身体酸疼，四肢麻木；或为瘫痪，半身不遂，下部痿弱，脚膝无力，语言蹇涩，痰涎壅盛，皮肤瘙痒，眉棱骨痛，背后如冰，此皆痰之所至。遵古方制虎潜丸，虎一身之威力，潜于筋骨，人之肾主骨而司精，精弱则骨痿不能动侧。借胫骨之力，壮人之筋骨，强健身体，名曰虎潜。此药健步轻身，益元固精，添精补髓。服之无不效验，为世代之良方也。每服二钱，空心，盐汤或温酒送下。　　每两纹银六分

二圣救苦丹

专治非时瘟疫，类似伤寒，憎寒壮热，遍身疼痛，四肢酸软，项皆拘急，头目眩晕，面赤喉肿，昏聩沉睡，狂言谵语，咳嗽喘急，痰涎壅盛，大便闭结，小便不通，无论过经传经，并皆治之，每服四五十丸，生绿豆汤送下，汗出为效。

每两纹银四分

灵宝如意丹

一治伤寒，或一二日，或三四日，不论传经不传经，风寒咳嗽。

一治初起恶疮，五疔，恶毒等症。以上俱用葱须、姜黄酒热服取汗。

一治肿烂太甚。用津液研二丸，涂疔上，再将黄酒送下，一服即愈。

一治疔，或走了，同前，黄酒服。要挑破疔头者，用药一丸入内，用膏药贴上，肿自消。

一治诸疮破者，黄芪金银花汤下。

一治瘟症疹子不出，葱姜黄酒送下。

一治疟疾，草果槟榔汤下。

一治胃寒气冷，姜汤下。

一治咽喉胸膈疼痛，桔梗柿蒂汤下。

一治虫症，心胃疼痛，槟榔汤下。

一治中风不语，姜汤下。

一治口眼歪斜，手足麻木，姜黄桂枝汤下。

一治腿脚疼痛，桑寄生牛膝汤下。

一治白痢，吴萸汤下。

一治红痢，银花汤下。

一治噤口痢，石莲子汤下。

一治泻痢，黄连汤下。

一治水泻，车前子汤下。

一治饥饱劳碌，沙参汤下。

一治忘前失后，石蒲汤下。
一治四肢无力，牛膝汤下。
一治水蛊，葶苈汤下。
一治气蛊，木香柿蒂汤下。
一治痄腮，噙化一丸。
一治酒毒，陈皮汤下。
□□□□□不通，蜜水下。
一治偏坠，小茴香汤下。
一治小便尿血，□□□□□。
一治白浊下淋，葱须汤下。
一治颠痫，即风迷，姜汤下。
一□□□，姜汤下。
一治鬼迷、鬼魔、鬼叫，桃仁汤下。

一治初热出汗，白糖汤下。
一治转筋霍乱，木瓜汤下。
一治妇人胎热，清茶下。
一治怀孕过月不产，风吹落的秫秫汤下，即落。
一治产后血迷，炒荆穗汤下。
一治子死腹中，白芥子汤下。
一治产后腹胀，厚朴汤下。
一治产后见神见鬼，当归汤下，焙荆芥亦可。
一治小儿痘疹，麦芽汤下。
一治蝎螫虫咬，黄酒下。
一治牙疼，姜汤下。含一粒在患处，亦可止疼。
一治跌打损伤，坠马不省人事，黄酒或童便下。
一治杨梅初起，姜黄热服取汗，再照样进一服，次用滚水下。

一治火烧烫泡，服一服，火毒不致内攻。

一治小儿有积，用一丸。

一治小儿乳积、食积、风寒惊唬等症，无有不效。并治一色辨不明之症，服一服自愈，俱用滚白水送下。　每钱纹银二钱

搜风顺气丸

凡人年逾四旬，气血将衰，失于保养，耗其精血，忧思过度，损其元气，厚味醇酒，以致生火。火盛生痰，痰盛生风，则有左瘫右痪、半身不遂之症必见矣。略言病源，不能尽道其详，当以预防为主。遵古方制此丸，能顺气清痰，驱风散火。治男妇一切风气攻注，四肢内节疼痛，肢体顽麻，口眼㖞斜，语言蹇涩，筋脉拘挛，大便结燥，小便赤涩，宜服此药。每服二钱，食远，茶清送下，温酒亦可。　每两纹银四分

灵应愈风丹

治男子妇人诸般风症，左瘫右痪，半身不遂，口眼歪斜，腰胯疼痛，手足顽麻，言语蹇涩，行步艰难，遍身疮疥，顽癣麻风，皮毒瘙痒，偏正头疼，打破伤风，流

痰，流火，筋骨挛拳，角弓反张，一切中风，寒湿痹之症。每服一二丸，临卧，茶清化下，或温黄酒亦可。 每丸纹银二分

豨莶丸

益州张公，讳咏，字乖崖，进豨莶表略云：餐石饮水，可作充肠之馔饵，松含柏，亦成救病之功，是以疗饥者，不在于饈珍。愈病者，何方于异术？倘获济世之方，聊陈鄙物之形。因换龙兴观，掘得一碑，内说修养气术，并药方二件，依方觅采其草，有异金棱银线，素茎枝荄，封节生枝，采合宜用。药本寻常，制法颇繁，但能久服，效有殊功。服至百服，筋骨轻健，耳目聪明。服至千服，精神倍长，语言清亮，齿根坚固，黑发乌须又能益元气，疗诸风，强四肢，除麻痹，服无罔效。每服一丸，早晚滚白水送下。 每丸纹银一分

本方青州白丸子

治男妇，风痰壅盛，呕吐痰沫，咳嗽痰涎，哮吼喘急，及小儿惊风抽搐，大人口眼歪斜，半身不遂等症。凡初觉中风，便可当服三五十丸，淡姜汤送下，即无风痰壅

膈之患矣。瘫痪，温酒送下。咳嗽，梨汤送下。小儿惊属痰实，薄荷汤送下。

每两纹银八分

参苏理肺丸

此药专治肺经不清，一切痰喘咳嗽，不论四时感冒，伤风伤寒，发热憎寒，头疼，无汗，鼻塞声重，畏怕风寒，不思饮食等证，并皆治之。及经年旧病，咳嗽昼夜不息，春秋举发无时，鼻流清涕，痰涎壅盛，四肢无力，身体困倦，或内伤外感，寒热风邪，饥饱劳碌，损伤肺气，多致咳嗽。此药主之，每服二三钱。如风寒咳嗽，淡姜汤送下。伤酒伤食，滞火咳嗽，俱用滚白水下，茶清亦可。久嗽不止，梨汤送下。忌劳碌风寒动火之物。

每两纹银四分

普济通眩丸

专治四时不正，瘟疫伤寒，头疼身热，脊强眼胀，口苦无味，恶心呕吐，不思饮食，遍身骨节酸疼，壮热憎寒，咽喉肿痛，咳嗽痰喘，夜卧不宁。或感冒伤风，鼻塞清涕，偏正头风，麻木不仁，并湿热风毒等症。每服一二钱，滚白水送下。小儿伤寒瘟疹，每服三五分，芫荽汤化下。时行瘟病，酸梅二三枚，煎汤送下。

每两纹银五分

双解通圣丸

治风热郁结，气血凝滞，头痛腰酸，鼻塞声哑，周身骨节疼痛，痰涎清涕，憎寒壮热，口苦舌干，咽喉不利，胸膈痞闷，寒火咳嗽，肠胃燥涩，大小便黄色不通，及偏正头痛，牙痛耳痛，腮颊肿痛，遍身麻木，疥癣疮痔，一切寒湿温热之症。每服二钱五分，茶清送下。

每两纹银四分

凉水金丹

专治伤寒，已发未发，头疼眼胀，遍身疼痛，乍寒乍热，并鼓胀喘满，九种心疼，伤食呕吐，噎膈，转食，寒热，疟疾，大小便不通等症。每服一丸，俱用无根凉水送下。惟疔毒，发背，恶疮大毒，用黄酒葱汤送下，服药后忌生冷、油腻、面食等物。

每丸纹银二分

和解丸

专治伤寒伤风，四时瘟疫，头疼身热无汗，百节酸疼，舌干口苦，憎寒、壮热，鼻流清涕，咳嗽声哑，寒火相急，并皆治之。每服一二钱，姜汤送下，葱酒亦用。火盛，茶清送下，出汗为度，兼治瘟疹、疥癣，及大小风热，疮毒疙痈等症。服之，解表，发毒，神效！

每两纹银五分

神仙冲和丸

专治风寒感冒，头疼身热无汗，腰痛脊强，遍身骨节酸疼，憎寒毛耸壮热，畏寒乍冷乍热，口苦无味。每服二丸，不拘时细嚼，姜汤送下。伤寒，葱汤送下，出汗为度。四时疫疠瘟症，发瘫瘾疹，已出未出，芫荽汤送下；鬼犯疙疔，姜汤送下；伤风鼻塞，头眩，寒火相急，风寒咳嗽等症，俱用茶清送下。专治中风郁热，项强拘急，肩痛背痛，四肢风痛，破伤风等症，俱用淡姜汤送下。忌椒酒厚味，戒食一二。

每丸纹银一分

代天宣化丸

运气症治者，所以参天地阴阳之理，明五行衰旺之机，考气候之寒温，察民病之凶吉，推加临补泻之法，施寒热温凉之剂。古人云，治时病，不知运气，如涉海问津。此丸药味合五运六气，以各年所属，五行轮流为君，专治时行疫疠，伤寒头疼，口苦舌干，咽喉肿痛，小水赤黄，心火炽盛，发癍瘾疹，项强拘急，牙痛耳痛，腮颊肿痛，及小儿痘疹初起，夜卧不宁，烦躁火盛之症，皆可服之。每服一钱，小儿加减丸数。用竹叶灯心汤，不拘时送下。

每两纹银二钱

保安万灵丹

此丹专治痈疽、疔毒、对口，一切无名肿毒，疼痛红肿无头，恶寒恶心，风湿淫痰，流注，及偏正头疼，破伤风肿，牙关紧闭，不省人事，抽搐如风。并治四时瘟疫，传染伤风伤寒，头疼憎寒，壮热等症。每服一丸，甚者服二丸，姜汤送下。疮并破伤风，用老酒化服，以上俱发汗为度。

每丸纹银二分

医痫无双丸

此药专治痫症。其病之发也，忽然仆倒在地，闷乱无知，口吐涎沫，角弓反张，目多上视，手足搐搦，筋急拘挛，痰涎壅盛，神志不宁。小儿惊痫、风搐，大人暗风羊癫风，癫发叫如雷，或作六畜声者，风邪鼓其气窍而声自变也。其病有一月一发，有一月数发，皆可治之。大人每服一钱，早晚各进一服。小儿量其大小加减丸数，俱用淡姜汤兑竹沥一二茶匙送下，如病久气虚者勿服。每两纹银八分

选料大灵砂丹

治风热郁结，气血蕴滞，头目昏眩，鼻塞声重，痰涎清涕，口苦舌干，咽嗌不利，胸膈痞闷，咳嗽痰实，肠胃燥涩，小便赤黄。或肾水阴虚，心火炽盛，及偏正头疼，发落牙痛，遍身麻木，疥癣疮疖，一切风热之症，并皆治之。每服一丸，食远或临睡细嚼，用茶清送下。小儿半丸；四时感冒，伤寒无汗，或葱或姜汤送下；或葱酒送下，伤风有热，百滚水送下；火盛，茶清送下；瘟疫邪气，淡姜汤送下。

按：斯丹品味，皆解毒去瘟，疏风清热，发散升阳，却病卫生之圣药也。凡士

商外出，贫富居家，及游山水，俱宜自携以卫身，兼可转赠。以卫生制以备急，阴功岂浅显哉！

每丸纹银二分

五积散丸

治中寒冷痛，及感冒寒邪，头疼身痛，腰背拘急，恶寒呕吐，遇寒腹痛；或外感风寒，内伤生冷，过受寒湿，克于经络，身痛腰酸；及寒中少阴，脐腹疼痛。每服二三钱，姜汤送下。

每两纹银六分

史国公药酒

治男妇左瘫右痪，半身不遂，口眼歪斜，手足苏麻，下部痿软，筋骨疼痛，一切三十六种风，七十二般气，并寒诸痛。及虚损劳伤，真火不足，饮食不化，肚腹不调，十膈五噎，气滞积块，泻痢痞满，肚腹冷痛；男子阳衰，女人血虚，赤白带下，久无子嗣，一切男妇虚损杂症，皆有奇效。每日早晚随量饮之，久服自验。

每斤纹银一钱六分

理中丸

寒中太阴，中脘疼痛，手足厥冷，脐腹冷痛，胃停寒疾，寒泻寒吐，虚寒诸病，面色痿黄，脉息沉迟。如痞满，胃寒，霍乱吐泻，不渴；或过食生冷，肚痛并脾胃虚寒，饮食不思，食物不化；或厥阴，饥不能食，食即吐蛔等症。每服一丸，病甚者服二丸，不拘时，姜汤送下，滚白水亦可。每丸纹银一分

防风通圣丸

治风热郁结，寒火相激，头目不清，咽喉不利，或疼，或肿，发热发赤，咳嗽痰喘，溲便淋闭，舌强口噤，谵言妄语，瘫痪麻木，癫狂惊悸，跌打损伤，疥癣癞疠，伤风伤寒，感冒瘟疫，时毒肿毒，初起痈疽，风刺瘾疹，瘢热发紫。此药解表通里，并皆治之。每服二钱，姜汤送下。每两纹银四分

清瘟解毒丸

专治四时不正，瘟疫伤寒，头疼身热，脊强眼胀，口苦无味，恶心呕吐，不思饮食，遍身疼痛，憎寒壮热，咽喉肿痛，咳嗽痰喘，夜卧不宁；或感冒伤风，鼻流清

涕，偏正头风，麻木不仁，山岚瘴气。每服一丸，淡姜汤送下，并湿热、风毒、疥癣、疮毒等症，俱用白汤送下。每丸纹银一分

消风百解发汗散

专治四时瘟疫，伤寒发热、头疼憎寒、壮热无汗，眼胀、口苦，舌干，遍身沉重，骨节酸疼；及伤风鼻塞，咳嗽清涕，声哑失音，一切寒火相急等症。每服二钱，姜汤送下，白水送下亦可。每两纹银四分

太乙灵砂丹

专治风热上攻，胸中郁结，肺气不清，头目昏眩，鼻塞声重，口苦，舌干，咽喉不利，痰喘咳嗽，遍身手足顽麻，风热作痒，偏正头疼，口眼歪斜，大便结燥，小便赤黄，一切风寒湿热等症，并皆治之。能消风发散，清头目，降火化痰，攻风除湿，大有奇功。每服一丸，临睡细嚼，姜汤送下。每丸纹银一分

清眩丸

治诸般风热上攻，头目眩晕，偏正头疼，鼻塞不闻香臭；伤风，壮热恶风，脖

项拘急酸疼，不能回首，及六经头疼，诸药无功，久不愈者，服之神效。每服一丸，茶清送下，忌动火之物。每丸纹银一分

人马平安散

此散利于出外远行，仓卒无药，用此救急。专治初起感冒，伤寒，头疼身痛，壮热憎寒，口苦眼胀，舌干喉痛，无汗烦躁，并中暑霍乱，暴卒心肠疼痛。用药小许，男左女右，点大眼角内，以出汗为度。如骡马急症，俱可用此药点之，无不神效。孕妇勿点。每钱纹银二钱

虎骨木瓜丸

专治腰膝疼痛，腿脚拘挛，筋骨无力，行步艰难，或热如火，或冷甚如冰，常怕风寒，虽夏月不离绵絮。或久经湿气所伤，或房劳饮酒无度，以致肝肾有亏，两腿麻木，肿胀疼痛，时常举发，经年不愈者，并皆治之。每服一二钱，空心，白滚水送下；如冬月及虚寒证者，黄酒送下。忌烧酒房欲。每两纹银五分

补益虚损门

人之一身，唯精气神三者，而以精足，则气旺，气旺则神强，脏腑充实，荣卫调和，三者俱足，何病之有哉？今人赋禀罕得其平，或偏于阳而阴不足，或偏于阴而阳不足，甚至七情外感，六欲内攻，斲丧太过，损伤真元，故必假药以助之。补其虚而益其损，使血气归于和平，乃能形神俱茂，而疾病不生也。经曰：圣人不治已病，治未病。况既而不治乎？本堂因取前贤屡试屡验之方，遍质高明，订正拣选药品，敬谨修和，以备采用，倘能按症取服，未必非养生家之一助云。

河车大造丸

能补先天不足，后天亏损，形体瘦弱，腰痛耳鸣，四肢无力，及诸虚百损，五劳七伤，并皆治之。此药培元固本，参精注颜，补丹田，灭相火，强壮阳，杀九虫，通九窍，补五脏，益精气，止梦遗，疗心虚，止盗汗，健忘，怔忡，治男子精冷绝阳，妇女胎寒血冷。久服身轻体健，延年增寿。每服二钱，空心温酒送下，滚白水亦可。

每两纹银六分

长春广嗣丹

此丸专治男子下元虚损，久无子嗣，阳痿不兴，兴而不固；肾寒虚冷，遗尿不禁，腰腿酸痛，行步无力，耳鸣眼花，迎风流泪，牙齿稀落，须发早白，饮食难化，面色无光，畏怕寒冷，不耐劳烦。以上诸症，皆先天禀受不足，少年斲丧过度之所致也。此药培元固本，益髓添精，兴阳种子，增寿延年，通畅百脉，壮实五脏，真有长春广嗣之力，螽斯衍庆之功。每服二三钱，淡盐汤送下，白滚水亦可。忌烧酒、萝卜、诸血。

每两纹银二钱

五子衍宗丸

治男子禀赋虚弱，元阳不足；或少年耗损，真阴亏乏，以致命门火衰，肾气冷惫，不能育嗣所由来也。此药补暖丹田，添精益髓，调和气血，滋阴助阳，健壮身体，固本保元，广嗣延宗，大有补益。每服三钱，空心，淡盐汤送下，或温黄酒亦

可。戒萝卜、生冷。 每两纹银六分

补益蒺藜丸

此药健脾开胃，生血养元，补肾明目，益气固精，强力壮志，百病不生，无病不治。如常服之，能壮一身脉，骨节气力增添，精神培长，多进饮食，强力不劳，行步轻健，令人肥胖。年老之人，久久服之，容颜如少。小儿服之，不生百病，疳痞皆消。早晚每服一二丸嚼烂，滚白水送下，或黄酒亦可。忌烧酒、萝卜、诸血、房劳。 每丸纹银一分

青娥丸

专治肾气虚寒，腰痛耳鸣，腿酸脚软，步履艰难，阳事痿弱，小便淋漓频数，及小腹冷痛，奔豚、疝气等症。此药温补下元，上生津液，兴阳固本，养血滋阴，生水火，清金益水，能补命门之火，以健脾土，多服能使发白再黑，齿落更生，驻颜色，壮精神，常如少年，故名青娥丸。不拘男妇皆可服之，每服钱半或二钱，空心，用酒或滚白水送下。忌诸血、萝卜、烧酒。 每两纹银四分

琼玉膏

夫人五脏血，肾脏精。脾土者，为万物之本。精血充实，脾土健壮，则须发不白，容颜不衰，延年益寿，百病不生矣。而膏中之药，地黄为君，大能滋阴生血；损其肺者益其气，故用人参以鼓生发之元；虚则补其母，故用茯苓以培万物之本；白蜜为百花之精，味甘，归脾，性润，且缓燥急之火。四者温良和厚之品，诚堪宝重。郭机曰：起吾沉瘵，珍赛琼瑶，故有琼玉之名，示人知所珍也。每早数匙，白水送下。

每两纹银八分

打老儿丸

治诸虚不足，劳伤过度，五脏虚衰，精亏血短，气弱神虚，饮食难化。或禀受不足，或斲丧失调，以致腰酸腿困，多睡少食，身体瘦弱，遍身不强，动转多病，耳鸣，眼花，迎风流泪，牙落齿稀，须发早白，阳痿不兴，兴而不固，小便旋溺，下元虚惫。如是等症，再不服药，则容颜易老，病欲多生矣。今有一方，仿受真传，名打老儿丸，方中药品，亦非泛常，其用十六味，不寒、不燥，上寻无毒平和之药，能养五脏，善治诸虚，填精益血，补气安神，多进饮食，培元固本，白发再黑，齿落更生，滋阴壮阳，令人多子，有返老还童，乌发黑发之力，益寿延年，无老无病之功。每两纹银六分

每服二三钱，空心，淡盐汤送下，白滚水亦可。

保元丸

专治男子诸虚百损，五劳七伤，形体瘦弱，面色不光，精血亏损，饮食难化，腰酸腿痛，气弱神虚，牙齿稀落，须发早白，阳痿不固，小便频数，遗精盗汗，耳鸣眼花，以上诸症，皆因劳伤过度，真元不固之所致也。今二方修合，名保元丸，其中药品，皆保固真元，壮实百脉，滋荣卫，养气血，添精髓，暖丹田，健脾胃，安五脏，功效非常。每服二三钱，空心，淡盐汤送下，白水亦可。每两纹银一钱

人参固本丸

此药专治诸虚百损，五劳七伤，精血不足，容颜憔悴，劳烦气乏，心思过极，前后心痛，肺劳虚热，喘息作渴，皆宜常服。每服一钱或二钱。空心，温酒送下，或淡

盐汤亦可。服至十日，明目；二十日，不渴……自此以往，纳气归元，可以长生也。

每两纹银六分

千金封脐膏

此膏能镇玉池，通一十四道血脉，锁三十六道骨节。贴之气血流畅，阳健不衰，精髓充盈，神气完足。专补虚损，固下元，通三关，壮五脏，有返老还童、益寿延年之妙。老人贴之，夜不旋溺。又治男子下淋，精滑肾虚，盗汗兼之小肠疝气，单腹胀满，并一切腰腿骨节疼痛。妇人子宫虚冷，久不受孕，赤白带下，产后肠风等症，贴之无有不效。

每贴纹银八分

瓮头春药酒

盖人少年不惜身体，耗损元气，以致中年之后，天真渐绝，精气将衰，须发斑白，视物不明，两耳蝉鸣，腰膝酸痛，下部痿弱。余制瓮头春酒，能降心火，滋肾水，调脾胃，进饮食，添精髓，壮筋骨，悦颜色，润肌肤，益气养血，健步轻身，乌须黑发，补十二经络，起阴发阳，聚五谷之灵气，提命门之真火。七十老人饮之，有

毓麟之功。每早晚任意饮四五杯，大有补益。平和之酒，诚千金不易之方也，功难尽述。每斤纹银三钱

班龙百补丸

此药专治真阳亏损，元精内乏，阳事痿弱，小便频数，及夜梦遗精，自汗，腰膝无力。但能久服，固本保元，培覆天真，壮元阳而多子嗣，益五内而助精神，强筋骨，美颜色，延寿算，通神明，添精髓，益肾气，温暖丹田，育麟种子，大有奇功，不能尽述。修养之士，多服最妙。每服百丸，空心，盐汤送下。每两纹银六分

七味地黄丸

治形体憔悴，寝汗，发热，五脏齐损，火炎上焦，变生不测，经久不愈者，服之神效。每服一二钱，空心，淡盐汤送下。忌萝卜、烧酒、房慾、劳碌。凡肾水不足，虚阳僭上，必用此丸，引火归原，虚火自息。

按：地黄丸补肾，肉桂性热，与火同性，又能收敛邪火，火得敛而不发无根之火，虚热降而归原。此热因热用，从治之法。也有畏其桂而不用，何能达造化升降之

微乎？　　每两纹银七分

天王补心丹

此药补心保神，益血固精，壮力强志，宁嗽化痰，养气生血，清三焦火，除烦解热，平定惊悸，疗口燥咽干，育养荣卫，使无虚耗。每服一丸，临睡细嚼，用灯心煎汤送下。常服不作怪梦，多记不忘，心气和，耳目聪明，劳烦不苦，又能日记千言。药味能通心气，养心血，开心窍，保精神，安五脏，多有奇功！　　每丸纹银一分

七宝美髯丹（又名：首乌大年丸）

治五脏虚衰，精亏血短，体弱神虚，须发早白，遍身不强，腰痛耳鸣，腿脚酸困，多睡少食，牙落齿稀，则容颜易老，病欲多生矣。此丹专治五脏，善治诸虚。填精益髓，滋阴壮阳，令人多子，固本培元，白发再黑，齿落更生，有返老还童之妙，延年益寿之功。久久服之，须如黑漆，面似童颜，大有奇效，难以尽言。每服二三钱，早晚用盐汤、滚白水送下，忌萝卜、烧酒、葱蒜、诸血。　　每两纹银六分

朱砂安神丸

专治心神不安，精神恍惚，惊悸不宁，夜多怪梦，思虑劳神，怔忡健忘，一切心虚有痰有火等症。每服一二钱，临睡灯草煎汤送下。常服补心主血，除烦解热，清三焦伏火，疗口燥舌干。常服心窍清明，精神倍长，又能日记千言，多记不忘。

每两纹银六分

法制六合散

此散专治男子下元虚损，腰肾疼痛。每服三钱，用猪腰子一枚，劈开，将药末入内，绵纸包封，外用面剂裹严，灰火煨熟，去纸，空心，嚼烂，热黄酒送下。极能补虚益损，温暖丹田，止腰疼痛，能添精益髓，壮阳道而固本保元。方书所载其功不尽述。

每两纹银五分

右归丸

右归者，补命门真火之谓也。真火既衰，则种种虚怯之症作矣。所以身体羸瘦，面色无光，饮食难化，食物成痰，或禀受薄弱，或斲丧失宜，以致腰腿酸疼，行步艰难，久经淋沥，脐腹冷痛，小便旋溺，寒疝癥瘕，遗精白浊，久无子嗣，阳痿不兴，兴而不固，精神短少，气血亏损，憎寒毛耸，下元虚惫，如是等症，皆命门火衰，真阳不足之故也。此药培元阳，固真气，坚筋骨，长血脉，壮脾土，饮食多进，添精髓，益寿，生男，久久服之，大有功效。每服二三钱，空心，淡盐汤、白滚水送下。忌猪血、萝卜、烧酒、劳碌、房欲。

每两纹银六分

益寿比天膏

此膏专贴男妇诸虚百损，五劳七伤，腰膝痿弱，行步艰难，小肠疝气，男子遗精白浊，妇人赤白带下，月经不调。久贴此膏，气血双补，阴阳俱合，填精益髓，大兴阳道。老年无嗣，中年阳痿。能强腰壮肾，暖丹田，育麟种子；滋补下元，除风湿瘫痪之症，最有奇效，功不能尽述。

每贴纹银六分

加味状元丸

人之一身，以心为主。心之所养，以血为主。应事大繁，耗其心血；思虑过度，损其脾气；心脾受伤，神不守舍，则有怔忡、健忘、惊悸之症矣。治之必先养其心血，理其脾土，宜服加味状元丸。专治心血不足，多记少忘，思虑太过，读书劳碌；大补血气，壮志宁神，培养元气，服之无有不效。每服一丸，空心，龙眼汤送下，灯心汤亦可。

每丸纹银一分

真人还少丹

大凡暮年之人，精神短少，多睡少食，四肢酸困，遍身不强。皆因少年失于保养，酒色过度，耗损元神；至中年之后，天真渐乏，精气将衰，须发早白，神精不爽，两耳不聪，步履艰难，腰腿酸痛，下部痿软等症。预服此药，以滋肾水，降心火，调脾胃，进饮食，添精补髓，壮筋骨，润肌肤，悦颜色，益气和血，健步轻身，乌须黑发，有返老还童之妙。聪耳明目，有毓麟种子之功，屡经屡验。每服三钱，早晚温酒盐汤送下，忌烧酒、萝卜、诸血。

每两纹银五分

都气丸（即六味地黄丸加五味子名都气丸）

此丸专治肾水不足，虚火上炎，移热于肺，津液不生，消渴饮水，咳嗽痰血，咽喉疼痛，失音声哑，腰痛耳鸣，盗汗、遗精等症，并皆治之。此药服之，益肺经，滋肾水，止痰嗽，清虚热，泻无根之火，收妄行之炎，功效非常，不能尽述。每服二钱或三钱，空心，淡盐汤送下，白滚水亦可。忌萝卜、烧酒、诸血、辛热之物。

每两纹银四分

十补丸

专治男妇真阳不足，真阴亏损，或素禀虚弱，或劳伤过度，以致肢体羸瘦，畏寒毛耸，津液枯竭，面色黧黑，耳鸣眼花，须发早白，牙齿稀落，精神倦怠，饮食难化，手足厥冷，脐腹疼痛，肾冷胞寒，腰腿酸麻，手足冷厥，小便频数，大便不实等症。此药滋阴壮阳，益气和血，能除四肢痼冷，五脏沉寒，长精神，生精髓，暖丹田，助脾胃，功效非常，不能尽述，诚为补药中极品也。每服二三钱，空心，白滚水送下。忌烧酒、葱、蒜、萝卜、诸血。

每两纹银二钱

归芍地黄丸

专治肝肾不足，血虚发热，烦躁不寐，胁肋虚痛，头目眩晕，眼花耳聋，咽燥作渴，腰腿酸疼，骨蒸痿软，寝汗、盗汗，便血诸血，形体瘦弱，肌肤憔悴等症。此药

有养血滋肾之神功，为制火道水之圣药也。每服二钱或三钱，空心，用淡盐汤送下，滚白水亦可。忌烧酒、萝卜。每两纹银五分

柏子养心丹

盖人心为一身之主宰，心无血养，神气紊乱，神乱体虚，则有怔忡、惊悸、健忘之症。治之必先养血，次则宁神，可以求安。余遵古方修合此丹，专治勤政劳心，思虑伤脾，瘦人血少，肥人痰多，昼则健忘，夜则不寐，心神恍惚，烦躁不宁，语言颠倒，处事无终，坐卧恐怖，心慌惊悸，夜梦鬼交，遗精盗汗。久服有功，一切血虚之症，并皆治之。每服二钱，卧前，白汤送下。每两纹银六分

宁神定志丸

治心虚不足，神不守舍，恍惚不宁，多记多忘，言语不知首尾，或夜多怪梦，或盗汗遗精，怔忡惊怖，如畏人捕，或长夜不睡，白昼倦怠，皆因思虑劳神，心事不遂，耗散心血所致。每服一二丸，龙眼肉三五枚煎汤送下，灯心汤亦可。忌思虑妄想。每丸纹银一分

左归丸

左归者，滋肾水真阴之谓也。大凡肾经一亏，则诸病生焉，以致形体瘦弱，肌肤憔悴，多睡少食，四肢无力，骨蒸潮热，消渴饮水，久劳咳嗽，痰中带血，寝汗盗汗，腰痛耳鸣，眼花流泪，梦遗精滑，淋漓白浊，小便不禁，频数无度。以上诸症，皆真阴亏损之致也。此药滋肾水，降虚火，生津液，固精血，宜常服。水生火降，阴与阳齐，病何浸哉！每服二三钱，空心淡盐汤送下。忌诸血、萝卜、烧酒、房欲。

每两纹银六分

大补阴丸

论人之一身，阳常有余，阴常不足；气常有余，血常不足。故滋阴补血之药自幼至不可缺也。古方大补阴丸，常服为主，况节欲者少，过欲者多，精血亏损，相火必旺，火旺则阴消，而劳瘵咳嗽，咯血吐血，虚病多端，由此而矣。故常补其阴，使阴与阳齐，则水能制火，而水升火降，斯无病矣。每服一钱或二钱，空心，白滚水送下。

每两纹银八分

法制黑豆

此豆专治肾水不足，能降心火，调脾胃，进饮食，添精髓，壮筋骨，润肌肤，悦颜色，聪耳明目，止腰痛，益气和血，健步轻身，乌须黑发，有返老还童之功，乃平补之胜药也。久服经年不断，容貌异常，屡有奇功。每服四五十粒，不拘时，淡盐汤送下，白水亦可。　每两纹银三分

八珍丸

此药补气补血，调理阴阳，和顺荣卫，强胃壮脾，充实肢体，大补诸虚。不论男女老幼，凡气血两虚，损伤五脏，变症多端，无不神效。每服一丸，滚白水送下，忌生冷、厚味、气恼、房欲。　每丸纹银一分

延龄固本丸

此丸补精补气补神，治诸虚不足。中年阳事痿弱，精神短少，面色无光，须发早白，腰痛耳鸣，四肢无力，遗精盗汗，不奈寒暑，及禀受瘦弱无力，并宜服之。每服二钱，白滚水送下。　每两纹银六分

补益延龄药酒

酒能生气养血，健壮肢体，能疗诸症，衰弱能扶，兼理男子遗精，白浊，精寒无子。妇人赤白带下，月经不调，子宫虚冷。久久饮之，宽中养胃，荣卫和平，百脉通泰，早晚随量饮之三五杯，饮至四五日，身体轻爽，一月精神强健。其海岛之奇方，岂不羽化而仙乎。

每觔纹银一钱六分

仙传巨藤子丸

巨藤子丸乃仙传之方，极能补气养血，滋润肌肤，悦泽颜色，增助气力，强壮筋骨，温暖丹田，添精补髓，轻健腰脚，乌须黑发，聪耳明目，益老扶衰。每服二三钱，空心、临卧，各进一服，温酒送下。妙在常服不可间断，使药力接续而成功也。

每两纹银六分

金樱子膏

此膏最能益气补肾，滋阴涩精，兼治脾泄下痢，小便旋溺，骨蒸劳热，咳嗽等症，并宜服之。久服令人轻身奈老，活血驻颜，其功不能尽述。每服二三钱，暖酒调

服。　　每两纹二分

桂附地黄丸

治肾气虚乏，下元冷惫，脐腹疼痛，夜多旋溺，脚膝缓弱，肢体倦怠，面皮萎黄，或黧黑，及虚劳不足，渴欲饮水，腰重疼痛，少腹急痛，小便不利；命门火衰，不能生土，以致脾胃虚寒，难以运化饮食，并宜服之。每服二三钱，空心，滚白水送下，淡盐汤亦可。　　每两纹银八分

十全大补丸

此药专治气血两虚，脾胃齐损，或四肢怠惰，或眼目昏花，或饮食不思，或动辄自汗，夜卧不宁，精神减少，未热畏热，未寒畏寒，一切虚弱之症，并宜服之。每服二钱，空心，滚白水送下。　　每两纹银八分

坎离丸

取天一生水、地二生火之意，药轻而功大，久服而取效。先贤王道之药，无出于此。大能生精益血，生水降火。久服五脏皆实，百病不生。每服二三钱，空心，用滚

每两纹银六分

水送下。

老奴丸

此药大兴阳道，老年无嗣，中年阳痿，两肾大虚，下部虚寒，冷精虚惫，阳痿不兴。久服广嗣延年，强筋壮力，返老还童，添精补髓，服之骨髓充满。种子仙方，大有神效，妙难尽实。每服二钱，淡盐汤送下。

每两纹银一钱六分

三一肾气丸

提命门之真火，泻五脏之邪火，生肾家之真水，渗膀胱之邪水，泻其邪火，渗其邪水，脾经不受湿热之害，水火既济何患病？或凡少年，阴虚火动，暮年天真渐绝，妇人久不成孕，服之大有奇功，真千载不朽之良方也。每服二钱，早晚盐汤送下。

每两纹银六分

五老还童丹

此丸专补心生血，滋肾壮阳，能坚筋骨，悦颜色，黑须发，明目固齿，返老还童，延年益寿。久久服之，大有功效，不能尽述。每服二钱，空心温黄酒送下。

每两纹银六分

滋补大力丸

此药健脾胃，生心血，养肺气，助肝血，补肾髓。治五脏虚衰，诸虚百损。五劳七伤无不神效。久久服之，脾胃健壮，多进饮食，肌肉渐生。脾土为万物之本，心血足，一身滋润，邪火自降，阴与阳齐，百病不生；肺气壮，通身丰满，毛窍皆润，气力自添；肝血盛，遍身筋壮，劳苦不倦，身体自轻，膂力添增；两肾足，一身骨坚，耳目聪明，齿强须黑，容颜不改，力壮无穷，终身不疾患。每服一丸，空心，白滚水送下，或服二丸亦可。服药后，忌房事一百日，百日后仍减房事要紧，须如法禁忌，无不效验。

每丸纹银一分

壬子丸

治房欲过度，精髓枯竭，阳痿不举，举不能坚，坚不能久，及肾冷虚寒，腰酸耳鸣，盗汗遗尿，下元虚惫等症，并皆治之。每服二钱，空心，白汤送下。此药补阴壮

阳，益肾固精，久服大有奇效。每两纹银六分

六味地黄丸（缺）

滋阴百补丸（缺）

知柏地黄丸（又名滋阴地黄丸）

治下元虚损，心肾不交，腰痛耳鸣，小便频数，心火不降，肾水不升，不能既济而形体瘦弱，精神困倦，潮热往来，遗精便血，盗汗虚烦，消渴淋浊等症并皆治之。每服二钱，空心，淡盐汤送、滚白水亦可。常服补肾养血，固本培元。此药降无根之虚火，滋阴水之圣药也。忌诸血、萝卜、烧酒、房欲等物。每两纹银四分

金匮肾气丸

专治脾肾虚弱，腰重脚肿，小便不利，或肚腹胀痛，四肢浮肿，或喘急痰盛，已成蛊症，其效如神。此症多因脾胃虚弱，治失其宜。原气复伤而变症者，非此药不能救。每服二钱，白汤送下。每两纹银八分

鱼鳔丸

大能补五脏，调六腑，和中补气，益髓荣筋，安神生血，诸虚百损，老弱肾衰，不生子嗣，久服生男。阳痿不举，服之立验。每服二三钱，空心，滚白水送下，盐汤亦可。

每两纹银五分

萃仙丸（缺）

麦味地黄丸（缺）

锁阳固精丸（缺）

补中益气丸

内伤之病，起于饮食，当食不食，遇食过饱，一饥一饱，元气渐伤，不见其损，日有所亏，耽延岁月，灵源耗散，何愁无内伤之患乎？况脾胃属土，其性最缓，得之不易，去之尤难。胃气受伤，中气不足，劳烦过度，忧思伤脾，两胁作胀，食后倒饱，嘈杂恶心，嗳气吞酸。病者不知调摄，医人不病源，则噎食翻胃之症，立至少年之人，十救一二，年逾五旬，百无一生，沈可悯哉！此药有半补半消之功，乃王道中和之剂，屡试屡验，百发百中。午前每服二钱，米汤送下。

此药能开阳补气，其性最灵，在方之病，服之无不响应。若见少年劳瘵、阴虚火动，咯血吐血、衄血便血、痰中带血、遗精盗汗，不可服此，恐阳气愈盛，阴血愈消。《本草》云：人参有百补之功，惟肺热不可用，故此书之。每两纹银六分

无比山药丸

专治男子一切诸虚百损。滋肾水，养心血，修肝益肾；调荣卫，滋水填精，健肢体，除腰膝痛，润皮肤，令五脏和；助真阴，保元止梦以固本；补中益气，强志壮神，虚损劳伤，服此有效。每服百丸，早晚各进一服好，温黄酒送下，或滚白水亦可。每两纹银六分

古庵心肾丸

论曰：予常有患，其无子者，有恶其白发者，予调之曰，无子则乎肾，发白则乎心；肾主精，精盛则孕成，精亏则乏嗣。心主血，血盛则发黑，血衰则发白。今也，嗜欲无穷，而亏其本然之真，忧虑劳烦，而损其天然之性。心，君火也。肾相火

也。君火动，相火从之；相火动，则天君鳌乱而不宁矣。是心肾二经，有相需之道焉。予虽不敏，粗具一方，名心肾丸。大能生精益血、降火宁神，治心肾之要药也。不独使于白发、无子，其惊悸怔忡、遗精盗汗、目暗耳鸣、腰痛足软等症。每服二钱，空心，盐汤送下，滚白水亦可。戒思虑、房劳。

每两纹银六分

脾胃泄泻门

夫土为万物之母，胃为脏腑之本。《脉经》云：有胃气者生，无胃气者死。然则，脾胃之于人，不綦重哉！昔东垣以补土立言，学士以壮火垂训，盖有见乎，土旺则出纳自如，火强，则转输不息。今人不知调摄，或寒暑失宜，或饮食不节，轻则泄泻，重则肿胀，以致中气有亏，变症蜂起。本堂遵东垣、洁古之遗意，选择成方，修和诸剂，以备取用。是亦思患预防之意欤。（●此处缺）

人参健脾丸

治脾胃虚弱，元气不足，肌肉消瘦，面色萎黄，四肢无力，多睡少食，精神不爽，大便不调，饮食不化，倒饱嘈杂，胸膈臌胀，未热畏热，未寒畏寒，一切内伤脾胃等症，每日早晚，用滚水送下一丸，虚甚者服二丸，小儿服三五分。凡人一切大病，愈后必用此药，扶助脾胃，补养元气，调大便，利小水，进饮食，生肌肉，补虚

羸，固真气。服药后，忌生冷、油腻，诸面糖食。　每丸纹银一分

四神丸

专治脾胃虚弱，大便不实，饮食不思，食物即泻，水谷不化，下元虚冷，滑脱肠鸣，四肢无力，瘦弱面黄，或经年痢疾、腹痛，或肾虚泄泻，清晨溏泻，每日不止，经年不愈者，并皆治之。每服一钱五分，空心，淡盐汤送下，淡姜汤亦可。早晚进二服，忌生冷、厚味、荤腥、房欲。　每两纹银八分

香砂养胃丸

治男妇脾虚胃弱，饮食不思，臌胀腹痛，呕吐痰水，面色萎黄，四肢困倦，气郁不通，痞闷不舒，大便不调，食物不化，一切脾胃之疾，可常服之。每服一二钱，早晚用白滚水送下。胃口不开，红枣汤送下；胃痛，艾醋煎汤送下；呕吐恶心，姜汤送下。忌气恼、生冷、厚味。　每两纹银四分

八珍糕

《内伤论》曰：脾胃属土，五行之本，万物藉土而生。胃阳主气，脾阴主血，胃

司纳受，脾司运化，一纳一运，化生精气，津液上升，糟粕下降，斯无病矣。人人惟饮食不节，起居不时，损伤脾胃，百邪易侵，百病易生矣。古人立八珍糕，不寒不热，平和温补之药，补养脾胃为主，屡经奇效，百发百中，后人称为医中王道，厥有旨哉。此糕，男妇小儿，诸虚百损，无不神效。每服不拘多少，日进二三次，白滚汤漱口送下。

每两纹银三分

人参归脾丸

夫男子妇人，思虑过多，劳心伤脾，健忘怔忡，烦躁不寐，短气自汗，坐卧不宁，饮食减少，倦怠无力，病久气血两虚不能复元者，此丸主之。读书游宦之人，尤宜多服，食远，龙眼、红枣煎汤任下。

每两纹银六分

和中理脾丸

病久虚弱，元气耗散，厌厌不食，见食则呕，呕之则泻，或溏或秘，此胃气虚也。食后作胀，两胁攻心，气不升降，乍寒乍热，手足浮肿，此脾虚也。当以和中理脾，消痰除湿，理气宽中。每服一丸，早晚米汤送下，或滚白水细嚼送下亦可。

每丸纹银一分

橘半枳术丸

此药健脾养胃，理气化痰，快膈宽胸，进美饮食。有痰有滞能消，脾虚胃弱能补。每服一二钱，早晚用姜汤送下，白水亦可。常服消痰开胃，化宿酒宿食，止呕吐，功难尽述。

每两纹银五分

和脾平胃散

此散能理气和中，清火化痰，开胃健脾，进饮食，止呕吐，调泄泻，消腹胀，嘈杂吞酸，并皆治之。寻常无病之人，男妇可用，久久服之，脏腑荣卫，无不和平。惟用者鉴之，妙难尽实。每服一二钱，不拘时，淡姜汤送下；泄泻，姜枣煎汤送下。

每两纹银四分

葛花解醒丸

凡人一身，以脾胃为主，以致嗜酒太过，饮食不节，脾胃两亏，运化不及，停于中脘，经宿不消，岂不为内伤之症乎？本堂修合此丸，专治饮食伤脾，呕吐酸水，恶心烦乱，胸膈痞塞，口燥舌干，手足颤摇等症，化滞除湿，夺造化通塞之妙，每服三钱，茶清送下。每两纹银四分

竹沥黑枳术丸

专治脾胃虚弱，饮食难化，多生痰涎，胃脘停滞，宿食宿酒，胸中郁结，烦闷不宽，呕逆恶心等症。每服二三钱，不拘时滚白水送下。忌气恼、荤酒、诸面甜食。每两纹银六分

曲麦枳术丸

专治男妇小儿脾胃虚弱，饮食不思，口淡无味，食物成痰，痞闷不舒，宿酒宿食，倒饱虚膨，停痰停饮，精神疲倦，一切脾胃虚弱等症，皆可服之。此药开胃健脾。宽中快膈，清郁化痰，多进饮食，去膨养胃，消滞多服，令人胃强能食。每服二钱，不拘早晚，食前食后，日进一二服，用滚白水送下。每两纹银四分

加味秘制香连丸

夫痢者，乃湿热食积所致也。因过食生冷厚味，瓜果、油腻、酒食等，或兼胆胃虚弱，或泻或痢，而成红白交杂，日夜数次不止，里急后重，肚腹凝坠疼痛，便去不多，五七成点，腰胯酸痛，四肢无力，饮食少思等症，并皆治之。每服一钱或二钱，空心服。白痢，淡姜汤送下；红痢，茶清送下；红白痢疾，姜茶煎汤送下；噤口痢，仓米汤送下；小儿少用。忌生冷、油腻、荤腥、面食等物。

每两纹银一钱五分

越鞠丸

此方专为解郁而作也。夫人一念动即谓之火。故七情怫郁，则有动于中，抑郁不舒，则心中懊侬，小便赤涩，脉来沉数也。是药能燥脾胃，利小便，解郁火，开心气。吞酸呕逆者，皆宜服之。每服六七十丸，空心，白滚汤送下，忌忧思忿怒。

每两纹银四分

二味枳术丸

二味者，白术、枳实也。《本草》言，白术味甘温，健脾强胃，止泻除湿，兼去痰痞，补元气，进饮食，补药方中不可缺也。枳实味苦，消食化痞，宽中下气，破积化痰，消瘀开郁，治胸中宿食，消导药中不可少也。二味合丸，一补一消，有半消半补之能。凡病不受补者，有不受消导者，必用此药，无不神效。此药消滞消痰，消胀宽胸，不伤脾胃，不损元气，补中有消兼补之意也。每服一钱，或一钱五分，不俱早晚，米汤送下，白滚水亦可。

每两纹银四分

三补枳术丸（又名三黄枳术丸）

专治胃脘不清，胸膈疼痛，食物不化，呕吐痰水，多睡少食，虚膨胀闷，禀素虚弱，胃中多火者，更宜多服。此药健脾养胃，清火化痰，开郁宽中。每服一二钱，白滚水送下，忌诸面厚味。

每两纹银五分

健脾丸

此药专治男妇脾胃失调，饮食不节，饥饱失宜，致伤脾胃，胀闷气短，精神倦怠，春时口淡无味，夏月虽热有恶寒，饥如常饱，饮食不甜，脾胃大损。每服不拘多少，食远，米汤送下，白滚水亦可。常服升降阴阳，调和三焦，养胃进食，精神爽健，温补之圣药也。

每两纹银四分

加味保和丸

治饮食不调，损伤脾胃，痰饮积滞，不能运化，或伤食饱闷，胸膈不利，以致头目晕眩，胃中虚热。常服消痰顺气，理胃和脾，美进饮食，能清胃中湿热。每服一二钱，不拘时，滚白水送下。

每两纹银四分

大健脾丸

治男妇小儿饮食不调，饥饱失宜，致伤脾胃，瘦弱气短，不喜食冷。夏月虽热，又有恶寒，饥如常饱，面色萎黄，四肢倦怠，食物难化，肠鸣腹胀，泄泻不止，大便不调等症，皆可服之。此丸养元气，扶脾胃，补益虚劳，润泽肌肤。大人每服一丸，小儿每服半丸，早晚滚白水送下。

每丸纹银一分

香砂枳术丸

专治男妇脾胃虚弱，饮食减少，精神倦怠，面黄肌瘦，胸膈痞闷，宿酒宿食，不能消化，呕逆恶心，气郁不舒，大便不调，食物不化，并皆治之。每服一二钱，姜汤白水任下，早晚各进一服。

每两纹银四分

香砂平胃丸

治脾胃虚弱，气郁伤食，胸胀饱闷，呕吐恶心，胃痛作酸，大便不调，憎寒壮热，头眩无力，久则食减而瘦，肌饱不知，皆是脾胃虚弱，饮食不即之所致也。每服一丸，早晚用滚白水送下。

每丸纹银一分

香连丸

夫痢者，乃湿热食积所致。湿热伤血分则赤，伤气分则白，气血俱伤则赤白相杂，黄者食积，黑者湿胜也。其症脐腹疼痛，或下鲜血、瘀血、紫黑血、白脓，赤白相杂，或如豆汁，里急后重，昼夜无度。此药泻脾胃之湿热，消脏腑之积滞。每服一钱，空心，米汤送下。

每两纹银三钱

泻痢固肠丸

治冷热不调，下痢赤白，昼夜无度，里急后重，肚腹疼痛，泄泻不止，滑泻肠鸣，不思饮食，肢体困倦，多睡少食，身弱无力。每服二钱，空心，用米汤送下。此药补气固肠，除湿利水。治久痢、久泻，其效如神。戒生冷、油腻、厚味。

每两纹银六分

加减分消丸

饮食不调，过食生冷油腻厚味，不能运化，损伤脾胃，以致面目四肢浮肿，肚腹胀满，不思饮食，呕吐泄泻，小便不利，大便不调，或发黄疸，喘急胀闷。以上诸症皆湿热郁结而成也。此药消食顺气，解郁宽中，渗湿热，利小水，调脾胃。一切水肿、气肿、中满、鼓胀等症，悉皆治之。每服二三钱，空心，米汤送下，忌盐酱要紧。

每两纹银六分

经验健脾丸

专治脾胃虚弱，饮食不调，饥饱失宜，损伤脾胃，以致面黄瘦弱，膨闷胀满，呕吐嘈杂，面目浮肿，多困少食，大便不调，食物不化，肠鸣泄泻。或大病愈后，失于调养，不能复元等症，并宜治之。此药健脾开胃，益气生血，宽中快膈，开郁化痰，消肿止泻，进美饮食，屡用屡效，经验多人，乃调脾胃之圣药也。每服二三钱，米汤送下，滚白水亦可。忌生冷、油腻、诸面等物。

每两纹银八分

补益资生丸

能养胃健脾，益气补中，调和五脏，滋补荣卫，兼理诸虚，消食化痰。此药不燥不热，凡男女老幼，体瘦面黄，饥饱失宜，不思饮食，虚臌胀满，呕吐痰水，溲便不调，四肢无力，盗汗遗精，虚损劳伤等症，并皆治之。每服一丸，不拘早晚，滚白水送下，米汤亦可。忌生冷厚味。

每丸纹银二分

胃苓丸

治脾胃不和，呕吐痰水，胸膈痞滞，不美饮食，兼中暑烦渴，身热头疼，霍乱吐泻，小便赤少，或为风寒所伤，停食泄泻，并皆治之。每服一二钱，食远，白汤送下。饮食不甜，生姜红枣煎汤送下；感寒停食，姜汤送下；霍乱吐泻，灯心竹叶汤下。常服健脾养胃有效。

每两纹银五分

越鞠保和丸

专治忧思气怒，郁结不舒，损伤肝脾，以致吸吐嘈杂，胸膈胀满，不思饮食，郁结烦闷，并皆治之。每服二钱，滚白水送下，淡姜汤亦可。此药健脾养胃，开郁平肝，宽中化痰，顺气，并宜服之。

每两纹银四分

太和丸

此丸专治元气虚损，脾胃虚弱，不思饮食，肌体羸瘦，四肢无力，面色萎黄。服此药专补气生血，健脾养胃，开胸快膈，清郁化痰，消食顺气，平和调理之药。每服一二三钱，早晚米汤送下，或滚白水亦可。忌生冷、油腻、糖食诸面。

每两纹银六分

参苓白术散

饥饱不时，寒温不适，脾胃失其所养；或病后饮食不调，此药专治脾胃虚弱，饮食懒进，吸吐泄泻，口淡无味，胸满气促，四肢倦怠，久痢不止，元气大伤，乃调理脾胃之圣药也。每服一钱，米汤送下，黑枣煎汤送下亦可。

每两纹银六分

太仓丸

治七情太过，损伤脾胃，饮食不进，不得流行为噎、为膈、为翻胃；或脾虚胃弱，不纳饮食，呕吐，嘈杂吞酸，痞闷，嗳气，咳嗽，气不舒畅，呕吐痰水等症。每服一二钱，淡盐汤送下，白滚水亦可。早晚日进二三服。忌生冷、厚味、气恼。

每两纹银六分

健脾平胃丸

治脾胃不和，呕吐痰水，胸膈痞滞，不美饮食，肚腹不调，四肢困倦，面黄肌瘦，凡有脾胃之疾，不可一日无此药。每服一二钱，食远，白汤送下，姜枣汤亦可。忌生冷、油腻等物。

每两纹银四分

云林溜身丸

专治饮食不节，饥饱劳碌，损伤脾胃，以致饥瘦怯弱，精神短少，饮食不甘，困睡少食，食物不化，二便不调，虚臓胀闷，呕逆嘈杂等症，并皆治之。久服可以耐饥耐劳，滋润一身，令人肥健，又能清火化痰，解郁宽中，健脾养胃，顺气消食，大有奇功，不能尽述。每服一二钱，早晚用白滚水送下，忌椒酒、生冷、厚味。

每两纹银六分

开胃健脾丸

专治脾胃不和，饮食无味，呕吐恶心，宿酒宿食，嗳气作酸，腹痛气滞，一切胃口不开等症，皆可服之。此药消而不见，响而不动，药本寻常，其功甚捷。如常服之，开胃健脾，补气生血，清郁化痰，消食顺气。每服一钱五分，早晚白滚水送下，米汤亦可。忌诸面、厚味饮食。

每两纹银四分

参苓白术丸

夫人一身脾胃为主，脾胃强旺，百病不生，脾胃失调，百病降起，故调脾胃，医中之王也，节饮食怯病又良方。古方立参苓白术做丸，专治脾胃虚弱，饮食不甘，形体瘦弱，面色萎黄，四肢少力，大便不调，久泻久痢，一切脾虚胃弱之症，更宜久服。每服一二钱，早晚二服，用米汤或滚白水送下。忌生冷、油腻、糖食、思虑，一切难克化之物。

每两纹银六分

理气健脾丸

治男妇一切气逆不和，脾胃虚弱，饮食不甜，四肢倦怠，大便不调，胸膈不开，两胁膨胀，倒饱嘈杂，呕吐痰水，食积气滞，郁结不解，或忧思伤脾，或气怒伤肝，以致气血不和，变生百病，皆因脾虚气逆之由也。此药常服，顺气开胃，健脾和中，平和王道之药，屡见奇功，功难尽述。每服一钱半，早晚白滚水送下。忌气恼、忧思，节戒饮食。

每两纹银六分

饮食气滞门

世之养生者，莫过于饮食，贵乎中和，万勿太过不及。设使贪食过饱，壅塞难消，为百病之根。《生气通天论》有云，饮者，水也，酒浆也，无形之气也。运而行之，渗入膀胱。食者物也，谷麦也。有形之血也，化而消之，传送大肠，二者司之于脾，运水化谷之妙，何停何滞之有？今人不论老幼，不辨虚实，不问新久，不分水谷，但云停滞，混而治之，一派孟浪之药，巴豆、牵牛、大戟、芫花，辛热有毒之类，欲取速效为名，损人元气，折人寿数，而谓天命乎！虽圣人布在方册，不过开关夺锁之法，暂救一时之急，岂为常用之药。余自设堂以来，药用王道，炮制如法，用半补半消之剂，安敢以霸道之药治人乎！

和中丸

此药调和脾胃，通利三焦，消食顺气，解郁宽中，专治一切新久积聚，胃脘疼痛，呕吐恶心，疟疾泄泻，红白痢疾，里急后重，肚腹坠痛，大便燥结，小水赤黄；及翻胃呕逆恶心，嗳气吞酸，嘈杂噎膈，诸气痞满，壮人鼓胀，水肿、酒疸、食黄、五积六聚，一切肠胃不和，以致中脘郁阻，变生诸症，并皆治之。每服一二钱，茶清或滚白水、淡姜汤任下。病轻者五六分，重者一二钱，孕妇勿服。

每两纹银四分

交泰丸

治胸中痞闷、嘈杂，大便稀则膈间颇快，大硬干则胸中痞闷难当，不思饮食，食物不化，噎膈胀满，困睡倦怠，日渐瘦弱，久致脾胃损伤，气血不和，升降迟难，如否卦之象。而交泰丸，悉皆治之。此丸开郁调气，升降阴阳，涤荡邪秽，流畅大小肠。每服七八分或一钱，早晚用滚白水送下。忌气恼、厚味、椒酒，孕妇勿服。

每两纹银六分

遇仙丹

此药专治邪热上攻，痰涎壅滞，翻胃吐食，十隔五噎，伤酒伤食，虫积血积，气块痞积食积，疮热肿痛，大小便不利，妇女鬼疰癥瘕，误吞金银铜铁，并皆治之。每

服一钱，或七八分，临卧用茶清送下，孕妇勿服。每两纹银四分

诚修消滞丸

专能消酒、消食、消水、消气、消痞、消胀、消肿、消积、消腹内一切气滞、血滞，饮食停滞，积块疼痛，呕吐恶心，胀满不思饮食等症，并宜服之。每服一钱或二钱，看病轻重加减丸数，早晚姜汤送下，清茶白水亦可。妇女气凝，血积疼痛，男妇九种心胃疼痛，俱用艾醋汤送下，孕妇勿服。每两纹银六分

木香槟榔丸

治一切气滞不通，心腹疼痛，胁肋胀满，呕吐恶心，伤酒伤食，胸膈膨闷，宿食不消，红白痢疾，大小便结燥，不得快利。此药消宿食，化积滞，有推陈致新之功。每服一钱，或加至二钱，多滞者微动，少滞者内消。孕妇勿服。不拘早晚，用白滚水或茶清送下，忌生冷油腻。每两纹银四分

山楂丸

此药专治诸般痞疾，积聚气块，五膈十噎，九种心疼，呕吐酸水。胃痞嘈杂，两

胁攻心，一切停痰停饮，水肿气蛊，遍身肿痛，心慽肚胀，胸腹膨闷，大便结燥，小水赤黄，并皆治之。每服一二钱，临睡茶清送下。常服开郁理气，消酒消食，润大便，清三焦，化滞气，多进饮食，其功不能尽述。每两纹银四分

八厘散

治痢疾日久，昼夜无度，精神倦怠，饮食少思；并老人素禀虚弱，患痢噤口者，服之神效。每服八厘，重者二分。如白痢，用白糖汤调服；红痢，用蜜汤调服；红白相兼，用白糖红蜜调服。忌荤腥、生冷之物。每服纹银二分

阿魏丸

治男妇小儿，不论远年近日，新旧停滞，酒积茶积，水积肉积，痞块气积、血积，两胁发胀，心腹疼痛，呕吐。作酸，口苦，或久俱发，渐上攻心，胃口不开，饮食少进，头疼面黄，身体羸瘦，四肢酸困。此药服之，不吐不泻，药性和缓，功效甚大，推陈致新消导之圣药也。大人每服一二钱，小儿加减用之，日进二服，不拘时，滚白水送下，茶清亦可。

常服顺气消食，宽中利膈，多进饮食，孕妇勿服。每两纹银一钱

沉香化气丸

此药化滞气，蠲积聚，逐利病源，立见神效。药性温平，不损元气，常服疏风顺气，和胃健脾，消酒化食，宽中快膈，但是饮食所伤，肉面生冷甜甘等物，停滞不化，呕吐胀闷，心胃疼痛，憎寒壮热，或面黄浮肿，大便闭涩，痰嗽喘满，但是有因气怒所伤，忧气、郁气、噎气、积气、膈气，三焦气病，肠胃滞气，无不治之。每服一钱，早晚淡姜汤送下，微利为度。心胃疼，艾醋汤下；疝气，盐汤下。仍看病轻病重，或加至二三钱，或减至六七分，常服三四分，早晚白滚水送下，如经年陈积痞块，久服自然磨化，孕妇勿服。每两纹银六分

九气拈痛丸

治膈气、风气、寒气、忧气、惊气、喜气、怒气、山岚瘴气、积聚痞气，九种心胃疼痛，抽掣引痛，不能饮食，时止时发，攻则欲痛，并治神效。每服一钱五分或二

钱，寒用姜汤下，火用茶清下，冬月黄酒下，通用艾醋汤下，忌生冷、厚味、气恼。　每两纹银六分

神效截疟散

夫疟者，皆外感风寒、暑湿，内伤饮食，其症寒热交攻，胸膈痞闷，或先热后寒，或先寒后热，有一日一发，有间日一发，日久不愈，遂成疟母，种种不同。此药主之，每服三钱，淡姜送下。　每两纹银一钱

六郁丸

人之一身，以气血为主，气行而血亦行，气不顺则郁结不舒，遂成噎膈，嘈杂作酸，呕吐痰涎，胸胁胀满，痞闷不舒，此药治五脏六腑郁结之症，服之立消。每服二三钱，白滚水送下。　每两纹银五分

神应百消丸

专治饮食过度，不能运化，以致呕吐恶心，嘈杂胀满，腹痛泻痢，翻胃噎膈等症。每服一钱，不拘时茶清送下，以利为度。量人老弱虚实，加减丸数，小儿少用。

此药消滞，消气、消痰、消积、消痞、消胀、消酒滞、面滞、茶滞、食滞，能消腹内一切积，一切聚，有百消之能，其功难以尽述。孕妇勿服。每两纹银五分

调中四消丸

此药一能消酒，二能消食，三能消气，四能消痰，调和脾胃，美进饮食，解散酒毒，宽中顺气，清火化痰，甚有功效。每服一钱，食远，临睡茶清送下。孕妇勿服。忌油腻、荤腥、面食。每两纹银四分

经验利气丸

治一切气滞，心腹胀闷疼痛，胁肋胀满难当，呕吐酸水痰涎，头目眩晕，并食积酒毒，及米谷不化，或下痢脓血，大小便结滞不快，风壅积热，口苦咽干，烦躁涕唾稠黏。此药最能流湿，润燥，推陈致新，滋阴抑阳，散郁破结，活血通经，治气分之圣药也。每服五七分，或一钱，看病轻重，加减用之。或早晚淡姜汤送下，以利为度，如不利再加丸数。孕妇勿服，忌气恼、厚味、生冷。每两纹银六分

利膈丸

专治男妇小儿停饮宿滞，伤酒伤食，或因忧思气怒之后，或因食湿面鱼肉瓜果之物，停滞胃脘，肚腹疼痛，心下痞满，两肋攻胀，烦闷不快，干呕恶心，内热火动，痰喘咳嗽，及初起赤白痢疾，里急后重，并大便结燥，小便赤涩等症。每服一钱，温茶送下。　每两纹银五分

木香导滞丸

治嘈杂吐酸，胸膈饱闷，呕吐恶心，头眩口干，初起痢疾，里急后重，肚腹疼痛，宿酒宿食，停滞不下，大便热结，小便赤黄，一切新久滞物，积聚不化。每服一钱或三钱，用白滚水送下，以利为度。孕妇勿服。　每两纹银六分

开结枳实丸

此药宜导滞气，消化痰饮，行三焦，畅脾胃，去结气，润燥通利，二便之圣药也。大肠泰则肺气舒，肺气舒则百脉顺，小便宁则心主静，主静则脉调而阴阳和畅矣。　每两纹银五分

神应七宝丹

此药专治诸疟，不论先寒后热，先热后寒，或寒独作，或连日并发，或间日一发。其症头疼恶心，烦渴引饮，气息喘急，口苦咽干，肢体倦怠，乏力少食，一切新久虚实，寒热诸般瘟疟、瘴疟、寒疟、风疟、痎疟、食疟，并皆治之。无汗，用葱白三寸，煎汤送下；有汗，用桂枝煎汤送下；伤暑疟疫，香菇扁豆煎汤送下；余用白滚水送下，每服一钱，早晚各进一服，忌荤酒、生冷之物。　每两纹银六分

雄黄解毒丸

此药专治大人、小儿积滞，酒积、食积、面积、肉积、气积、茶果积，两肋胀满，九种心疼，一切痞闷，咳嗽痰喘，咽喉肿痛，大便结燥，病重二十丸，轻者十余丸，小儿一岁一丸，斩关夺命。又药不可多用，看病加减丸数。服药之后，行泻一二次，用冷米汤补之，外感葱姜汤下，内伤白滚水下，心胸疼痛艾醋汤下，痢疾姜茶汤下，臌胀木通汤下，余症白滚汤送下，忌孕妇勿服。　每两纹银八分

木香分气丸

专治一切气逆，胸膈痞闷，心胁膨胀，肚腹疼痛，呕吐恶心，宿酒宿食，饮食无味，倒饱嘈心，食积气滞。每服十丸，同核桃肉细嚼，滚白水送下。常服消食、消痰、消气、消痞、消胀、消肿，消腹内一切积聚、疼痛。此药消而不见，响而不动，其妙不能尽述。孕妇勿服。

每两纹银八分

烂积丸

专治心胁气满，肚腹疼痛，嘈杂吞酸，呕吐恶心，宿酒宿食不消，虚饱倒饱膨胀，一切茶积、酒积、肉积、面积、气积、乳积、虫积、瓜果鸡鱼油腻坚硬等积，悉皆治之。每服五六分，壮者加至一钱五分，酌量服用。食远或黄酒或茶清白滚水任意送下，其原积之物，不论远近俱从大便而出，形如恶血，烂杏是其验也。

每两纹银五分

化虫丸

治男妇小儿诸般虫症，面色萎黄，心胃疼痛，不思饮食，精神减少，睡卧不安，嘈杂闷胀，容颜变转，不常眼目鼻下青黑，面上白斑有蟹爪露者，便有虫也。若不早治相生不已，久则害人，最类医也。大人每服七八厘，小儿十岁者服三四厘，五六岁者二三厘，但服之得法，无不神验。须初一日至初十日，虫头向上，每日清晨，令腹中饿时，先将烧核桃一片，细嚼吐出，后用黑糖少许冲汤送下，三五服后，看便下之物，或马尾虫、血鳖虫胡吞虫、寸白虫、头尾相连不断虫，类极多大者，即下小者，尽化为水虫疾去。后次用烂软淡白米粥之类，调养脾胃，永无此病矣。孕妇勿服。

每钱纹银八分

当归龙荟丸

此药伐肝木之气，泻肝胆火盛之要药。因内有湿热，两胁痛甚，胀满不食，一切肝气之病，此药主之。及忿怒，耳聋，宜服此药。每服一钱，或一钱五分，白水姜汤茶清任可。

每两纹银八分

郁金丸

此药善开六郁，治男妇心胃疼，九种气痛，十膈五噎，五积六聚，大便不通，小水不利，两胁攻胀，呕吐恶心，发热头疼，嘈杂吞酸，宿食结痰，肉积面积，疟痢，肚腹疼痛等症。每服二钱，看病轻重加减用之。茶清送下；微利为度。九种心疼，艾醋汤送下，气病痛，木香面冲汤送下。孕妇忌服。每两纹银六分

交感丹

治男妇一切诸气为病，公私拂情，名利失志，滞郁烦恼，七情所伤，不思饮食，面黄形瘦，胸膈不宽，气闷不舒等症。每服一丸，细嚼，早晚二服，白滚水送下，治妇女百病如神。忌气恼、厚味。每丸纹银一分

消瘿顺气散

治脖项胸前结瘿不散，日渐自长，声粗气喘，呼吸艰难，或初起纯肿，或已溃，脓水淋溜，不能收口，服之内消。每服一钱五分，滚白水调服。每钱纹银三分

山楂内消丸

治脾胃不和，不思饮食，心腹胁肋，胀满刺痛，口苦无味，胸满气短，呕哕恶心，嗳气吞酸，面色萎黄，肌体瘦弱，怠惰嗜卧。每服二钱或三钱，空心，白滚水送

下。每两纹银四分

神仙万亿丸

专治一切远年近日积聚痞块、疟痢、诸虫，心胃肚腹疼痛，大便结燥，小便赤黄，及小儿痰滞，急惊风热证，并宜服之。此丸通利行泻之药，每服十丸，小儿二三丸，滚白水送下。老弱、孕妇忌服。每钱纹银八分

加味左金丸

左金者，是左金以平肝水之谓也。人多郁怒则肝火动，火动则两胁胀痛，及胃脘当心刺痛不止，牵连腰腹。夫胁者，乃厥阴肝经之地，故肝伤则胁痛。此药大能平肝快气，疏郁宽中。凡酒伤怒气臌胀，不思饮食，烦闷呕吐，抑郁不得舒散，时痛时止，经年不愈者，皆可服之。每服二钱，白滚白水送下，忌烟酒、厚味、急怒。每两纹银六分

神仙药酒丸

此丸煮酒一斤，香美异常，堪供筵席。凡出路远行，甚便于人。能调和脾胃，消

食顺气，除风去湿，开胃化痰。此药乃异人传授，药品纯良，不寒不热，平和之圣药也。

每丸纹银一分

华山碑记丸

治男妇酒滞，冷肉面食滞，气痞疾化，寒实结胸，腹胀心疼，呕逆恶心，头眩眼胀，及女人癥瘕，血积成形，不思饮食等病。每服三五分，量人壮弱，加减用之，姜汤送下。如老人孕妇，脾气虚弱者，勿服。忌大荤、生冷、气恼。服药后，行泄不止，米汤补之。

每两纹银六分

加味朴黄丸

专治男妇饮食不节，过食生冷油腻，宿酒宿食，停留不化，以致胸膈饱闷，呕吐恶心，腹胀疼痛，有热积、气滞而成，赤白痢疾，里急后重，两腿无力，日夜无度，口干作渴，不思饮食，及初起五种泄泻神效，红痢，茶清送下；白痢，姜汤送下；红白痢，姜茶煎汤送下。看大人壮弱加减丸数，或一二钱，孕妇勿服。

每两纹银五分

法制万应山楂丸

此药专治男妇小儿，六郁七情所伤，煎炒生冷油腻厚味，生痰动火之物，以致头目眩晕，四肢倦怠，呕逆恶心，伤酒伤食，倒饱嘈杂。〇肚腹疼痛或大便干结，小便淋闭，单腹蛊胀，脏腑不调，红白泻痢，食寒疟疾，能疗小儿积滞，昼夜潮热，或误吞铜铁金银、骨刺等物，产后妇人瘀血积聚，经闭不通，或初起疮肿恶毒，皆可服之。每服一二钱，滚白水送下，小儿少用。初起伤寒热，姜汤送下，盖补出汗为愈。一切多年积块，轻者一服，重者二服，万病消除。此药不动正气，亦不相反，平和之圣药也。忌肉面、生冷，惟孕妇与传经伤寒忌服。

每两纺银八分

木香顺气丸

专治一切气逆，胸膈痞闷，心胁臌胀，肚腹疼痛，呕吐恶心，宿酒宿食，饮食无味，倒饱嘈心，食积气滞。每服二钱，滚白水送下。常服消食、消痰、消气、消痞、消胀、消肿、消腹内一切积聚疼痛，此药消而不见，响而不动，其效不能尽述。孕妇勿服。

每两纹银四分

不泻内消丸

专治男妇小儿脾胃不清，饮食无味，气滞不通，肚腹疼痛，宿酒宿食，不能消化，呕吐胀满等症，并皆治之。此药消而不泻，响而不动，药本消导，不伤脾胃，不损元气。每服一二钱，滚白水送下，姜汤亦可。孕妇勿服，小儿服二五分。

每两纹银四分

沉香化滞丸

治男子妇人脾胃不清，多食生冷、油腻、荤腥、面粉停滞不化，胸膈胀满，呕逆恶心，腹胁胀阻，胃脘疼痛，慢寒壮热，面目四肢浮肿，甚至脏腑闭涩，上气喘急，睡卧不安，有因怒气寒噎气膈、气滞气痞块，一切气块，并宜服之。每服一二钱，食远茶清送下，呕吐淡姜汤送下。药性温和，不损元气，常服四五十丸，疏风顺气，理胃和脾，消酒消食，宽胸利膈，大有功效。孕妇勿服。

每两纹银四分

诸火暑湿门

丹溪云：人身五行各一，独火有二，盖谓相二火也。若夫五志，各能生火而天之六气，暑燥火，亦居其三。是虽有虚实之不同，而其为火。则一是在临症辨别，虚则补之，实则泻之，庶不致实实虚虚损不足而益有余也。至若六气之中，暑湿伤人，最烈最速，或中，或伤，皆能祸人，变症多端，不可不防。若待既已深入而后救之，则虽药无济矣。卫生君子真毋忽焉。（●此处缺）

黄连上清丸

治三焦积热，口燥咽干，面目赤肿，烦躁作渴，口舌生疮，牙齿疼痛，鼻衄生疮，头目不清，大便结燥，小水赤黄，浑身发热，俱可服之。每服二钱，临睡或食远，茶清送下，孕妇勿服。　每两纹银四分

冰霜梅苏丸

专治三焦积热，五脏伏火，心中烦闷，口舌干燥，咽喉不利，时常作渴，或饮酒过度，或过用煎炒，或远行劳倦，酷日炎炙生火，以致津夜短少，膈热烦躁，头目不清，心神不爽。此药水以凉心酸，以收火甘以治燥，每服二三钱，不拘时噙化可服之。治内热，消烦渴，生津液，解酒毒，清头目，润咽喉，定心慌，伸劳倦，止渴爽神，除烦清暑，大有奇功。

每两纹银三分

润肠丸

治劳欲过度，饮食失节，恣饮醇酒，过食辛热，以致火盛，水亏，津液消耗，渐成燥结之症。其病有热结、风结、阳结、阴结，有年高气血，津液不足而为结。此药辛润疏通，不甚峻利，使火邪息而津液生、大便顺利而血宁。每服一二钱，蜜汤送下，白水亦可。

每两纹银六分

通幽润燥丸

大便不通，闭结之症，其病不一。有固饮食不调，饥饱失宜，损伤脾胃；有因饮酒过多，过食辛辣；有因劳欲无度，肺肾火炎；有因思虑伤心，怒气伤肝；有因久病，阴虚火动；有因汗出过多，耗散津液。以前数修皆能成闭，惟年高老人多有此症，大肠血少之故也。有气虚、有血虚，有老幼壮弱之不问。总皆大肠经火盛，以致幽门干结不润，遂成团也。通用此药，每服一二钱，空心生蜜汤送下，滚白水亦可。五七日不解者，日进三四次即通。忌气恼忧思，一切动火之物。每两纹银六分

藿香正气丸

专治四时不正之气，寒疫、时气、山岚瘴气、雨湿蒸气，或中寒腹痛，吐利中暑，冒风吐泻，中湿身重泄泻，或不服水土，脾胃不和，饮食停滞，复感外寒，头痛，憎寒。或吐逆，呕秽，恶心，胸膈痞闷，或发热无汗，秋夏霍乱吐泻，饮水不欲思食等症。每服二三钱，日进二三服，淡姜汤送下，有火用白滚水送下。或过食生冷，胃寒肚痛鲜姜数片煎汤送下，忌生冷、厚味。每两纹银四分

香薷丸

专治盛暑，远行伤暑，中暍燥渴，瞀闷，头目昏眩，胸膈烦满，呕哕恶心，口苦

舌干，四肢困倦，精神短少，不思饮食，或发霍乱，乱吐泻转筋，小便黄而数，大便溏且频。以上诸症，悉皆治之。每服一二丸，不拘时用新汲水送下。此药善能清暑，若夏月盛暑之时。无论男妇，大人小儿宜常服之，不可缺也。

每丸纹银一分

神效金沙散

专治五淋之症，俗名下寒，其病小便不清，淋漓不止，涩滞肿满，茎中疼痛，便出浊物，如精如髓，如砂如血，小腹胀闷，阴子疼痛，以上等症皆湿热渗入膀胱。止淋漓，消肿痛，大有奇功不能尽述。每服一钱五分，多用灯心煎汤调服，白滚水亦可。戒房欲、劳碌、气恼，忌一切动火之物。

每服纹银二分

千里水葫芦

治消渴饮水，口燥舌干，咽喉不利，声音不清，伏暑口渴，夏月出行，或肾发阴虚三焦有热，心火上炎，脾受火邪上致干渴饮水不已。此药专主润燥生津，止渴清喉音，每用一二丸，噙化津液咽下。

每两纹银四分

加味藿香正气丸

本堂修合此丸，专治四时伤风、伤寒、中暑、中湿、中痰，头疼鼻塞，痰涎壅盛而肿发痒，憎寒壮热，或暴感风邪，内停饮食，霍乱吐泻，胸膈痞满，以及时疫流行，疟痰初起，远行不服水土，山岚瘴气，四肢无力，头目昏晕，厥逆痰喘，咽喉肿痛，一切诸邪等症，并宜服之。每服一丸，淡姜汤送下，以汗为度。忌食生冷、煎炒、油腻、荤腥。

每丸纹银一分伍厘

止红肠润丸

专治痔漏脱肛，肠澼下血，或在粪前或粪后，或紫血，或鲜血，或暴泻如注，不论远年近日，一切肠风下血，肛门痛痒，经年不愈者，皆可服之。此药凉脏止血，走痛祛风，解毒润燥滋阴，大有奇功，不能尽述。每服二钱，滚白水送下，荷叶汤亦可。

每两纹银六分

分清五淋丸（又名金沙五淋丸）

此药专治小便浑浊，淋漓作痛，壅塞肿满，举之则痛，按之不倒，便出浊物，如精如血，随溺而下，如是等症，皆是膀胱邪热之所致也。服之大能疏利，下能调畅水道，大有奇功。每服一二钱，空心灯草竹叶汤送下，白水亦可。忌动火之物。

每两纹银四分

茴香橘核丸

治小肠疝气，阴子大小偏坠疼痛，或小腹有形，上下走痛，或坚硬不消，日渐长大。每服一二钱，空心滚白水送下，冬月黄酒送下，忌劳碌、气恼、风寒、房欲。

每两纹银四分

痔漏无双丸

夫痔者，乃素积湿热，过食炙煿，或因久坐而血脉不行，或因七情太过，或担轻负重竭力达行，气血总横，经络交错，又或酒色过度，肠胃受伤，以致浊气瘀血流注，肛门俱能发痔，痔久不愈，必至穿肠而为漏矣。此药专治一切新久诸痔，凡肛门肿痛，坠胀坚硬，毒轻者，形如牛奶，毒甚者，状若鸡冠，脓血淋漓，遇劳即发，经年不愈者，皆可服之。每服二钱，空心滚白水送下。此药润燥滋阴，消肿止痛，清火凉血败毒生肌，大有奇效。服药后忌劳碌、气恼、房欲、胡椒、烧酒。

每两纹银八分

二妙丸

治湿热脚气，或肿或痛，或热积火燎，或足膝两腿流走疼痛，举发无时，或新久臁毒，浮肿酸软，行走艰辛，或骨节酸疼，肩背沉重，下注足胫生疮，痛痒赤肿，一切湿热等症，并皆治之。每服一二钱，空心，淡盐汤送下，白滚水亦可，木瓜酒送下更妙。忌酒色。

每两纹银四分

上清丸

治三焦积热口燥咽干，面目赤肿，口舌生疮，大小便不利，心膈烦躁，皆可服之。每服一二钱，临卧，茶清送下。孕妇勿服。

每两纹银五分

黄连丸

专治诸经火盛，面赤身热，口舌生疮，咽喉肿痛，鼻干黑燥，耳鸣作痒，暴目赤肿，牙齿急痛，咳嗽黄痰，吐血衄血，大便干燥，小便浑浊，睡卧不安，烦闷不快，消渴饮水，津液不生，一切火郁之症，并宜服之。每服一二钱，茶清送下，滚水亦可。孕妇勿服。

每两纹银六分

驱热神芎丸

此药治三焦蕴积热毒，五脏凝滞伏火，咽喉不利作痛，头面赤肿生疮，风痰壅盛，烦躁不宁，小便赤黄，大便结燥。能驱热泄火，开结润燥。每服一二钱，食远茶清送下。孕妇勿服。

每两纹银四分

芎菊上清丸

专治上焦火盛，头目眩晕，偏正头风，鼻塞不闻香臭，耳鸣作痛作痒，寒热相急，咳嗽痰喘，胃火上升，牙齿疼痛，咽喉不利，头面常生热毒，肺风鼻红，鼻渊脑痛，风热火眼，迎风流泪，一切上焦火盛、头目不清等症。每服一二钱，临卧茶清送下，食远服。

每两纹银四分

芩连犀牛角上清丸

清心经火盛，三焦有热，口舌生疮，眼目赤肿，牙齿急痛，耳鸣作痒，鼻塞不通，咽喉不利，咳嗽痰实，烦躁不宁，大便闭结，小水赤黄，一切火盛等症。每服一二钱，食远茶清送下。老弱者每服一钱，孕妇不服。　每两纹钱六分

清咽利膈丸

治肺胃邪火，咽喉肿痛，痰涎壅盛，鼻塞声重，单双乳娥，喉痹喉痈，重舌木舌，胸膈不利，烦躁饮冷，大便闭结，小水赤黄等症。每服一钱，或一钱五，送下。　每两纹银四分

脏连丸

专治痔漏肿痛，肠风下血，脱肛痛痒，肠痈脏毒等症。此药败火毒，驱湿热，定痛消肿，收湿水，敛浓血，退管生肌，大有神效。每服一钱五分或二钱，空心，白滚水送下。忌气恼、房欲、动火之物。　每两纹银八分

槐角丸

此药专治大肠经火，因平素不避风毒，恣饮醇酒、炙煿之物，纵欲饱淫，喜怒不常，脏腑壅滞，阴阳不和，痔漏下血，脱肛痛痒，并皆治之。每服六七十丸，空心，

米汤送下。久服祛风、消毒解热凉脏，和血止血，润燥定痛。凡有肠风之疾，甚有功效。

每两纹银四分

四制练实丸

专治偏坠疝气，肿痛缩小，坚硬不消，疼痛不止，走气作声，手按作响，身上灼痛，阴子大小，心腹急痛，不论远年近日，皆可服之，虽致多年不愈者久久服之，可以除根。每服一钱，空心，淡盐汤送下，病甚者早晚进二服，忌气恼、房欲。

每两纹银五分

九制大黄丸

紫药润脏腑，滋血脉，去风痰，消留火，善理肠胃，壅积痰滞，郁结不散，聚块疼痛，燥热不通，三焦火盛，呕吐噎膈，宿酒宿食，不能消化，并皆治之。常服一二钱，早晚用滚白水送下。小儿少用，壮人每服一钱，痰滞火盛者服一钱五分。老弱者，服五分，服经一月，痰滞尽消，精神爽健，夏月无困，三月耳目聪明，饮食多增，服经一年百病消除。孕妇忌服，气虚滑泻勿服大便结燥者，更宜多服。

每两纹银六分

三黄丸

治三焦积热，咽喉肿闭，口舌生疮，心膈烦躁，小便赤涩，大便秘结，平日过用辛热、厚味、煎煿之物，脾胃积滞，诸火上炎，一切实热有余之大，并皆治之。每服一钱，临卧茶清或白水送下，忌食动火之物，有胎勿服。

每两纹银四分

栀子金花丸

治面赤、口疮、头闷、心烦作渴，鼻孔有疮，耳门疼痛，咽喉作恶，浑身发热兼内外诸热及遍身常生疮疖（●此处缺）

加味犀角丸（缺）

清火凉膈丸（缺）

铁笛丸

三焦有热，肺火上炎，喉咙不清，声音不爽，口燥咽干，阴虚劳热，水火不得升降，津液难以上潮，及语言过多，叫呼耗散，故有失音、声哑等症。服此丸，则声洪亮，语言清朗，生津止渴，降火滋阴，其功难以尽述。每服一丸不拘时，噙化，日进五七丸方妙。服药忌烟酒、炙炸煎炒、动火之物。仍减言谈，戒呼号要紧。

每丸纹银一厘

芎菊茶调散

治风热上攻，头目晕眩，偏正头疼，伤风清涕，鼻塞声重，壮热恶风，久患风眼，遇风举发，风火牙疼，破伤风，肿项拘急，口眼歪邪，一切风热等症，并皆治之。此药疏通关窍解除郁热，升阳散火，发散风邪。以上诸症，俱用茶清调服。每服一二钱，临睡或食远服。

每两纹银四分

噙化上清丸

专治上焦火盛，头目不清，咽喉声哑，口燥舌干，津液不生，时常作渴。此药能清心润肺，宁嗽化痰，止渴生津，滋阴降火，能解酒毒，消饮食之毒，远行稍待遇内热口干，噙化数丸，更生津液，滋养肺胃，妙不尽述。常服三五丸，不拘时，噙含化

每两纹银四分

下。

清胃黄连丸　每两纹银五分

此药专治脏腑积热，火盛伤阴，面赤身热，咽喉肿痛，口舌生疮，咳嗽声哑，吐血衄血，牙齿疼痛，耳鸣作痒，腮颊肿痛，牙龈出血，烦闷不快，睡卧不宁，津液不生，消渴饮水，小便赤黄，一切胃热等症，并皆治之。每服一二钱，食远、临卧，茶清送下。孕妇勿服。

凉膈散　每两纹银四分

专治五脏火盛，三焦积热，大便结燥，小便赤黄，口舌生疮，咽喉肿痛，眼目赤肿，牙齿疼痛，咳嗽声哑，肿痛热毒，消渴淋漓，一切火盛等症皆可服之。每服一二钱，食远茶清送下。孕妇勿服。

清音丸

专治肺火上炎，咽干舌燥，喉咙不清，失音声哑。每服一丸，不拘时噙，日进五七丸，兼治阴虚劳热，咽喉肿痛，咳嗽痰喘，及夏月口干、消渴、饮水等症，并皆治

之。忌动火之物，少言谈以养气，戒酒色以保元，声音自清。每丸纹银六厘

辰砂益元散

治中暑水泻，呕吐恶心，转筋霍乱，小便赤涩，大便不调，内热火盛，心烦发热，口燥舌干，四肢倦怠，恍惚不宁，及热病谵语，消渴饮水，并皆治之。此药清虚火解诸毒，生津液，分阴阳，利小水，止水泻如神。夏月伏暑，无病之人可常服之。每服二三钱，新井水或冰水调下。每两纹银三分

加味天水散

能治男妇小儿诸般泄泻，中暑霍乱，大能分利阴阳，通利小水，补益脾胃，心烦闷乱，口干发渴，邪火上升，头痛目眩，眼红便赤，呕吐等症。每服三钱白水调服。每两纹银三分

痰饮咳嗽门

举世之病，莫大于痰，痰之为害，非止一端。自上古至今，暨诸前贤纷纷论痰，各有异说，其理颇同。治法莫如理气，气顺而火自降，火降而痰自清，此一定之理也。痰乃有形之物，非无根之痰，然而旧痰未除，新痰又起，渊渊不断如渠之水，必先绝其上流，然后清其下源，此禹治水之法也。大抵治痰之法，责令脾胃，脾胃虚弱，不能运化其精微，使津液停留于肠胃之中，积而成痰，内行脏腑，闭塞气道而为痰、为喘、为嗽，外走经络，布散于周身，而为痛、为麻、为木，或为瘫痪。种种痰饮，千状万能，一语岂能尽乎？宜当扶脾养胃，清顺气道，使津液流通，于肾脏则无败浊之痰耳。

二陈丸

治一切痰饮为患，化为百病，此药主之。痰之为病难明，或呕吐胀满嘈杂，恶心或咳嗽，痰喘干恶心烦，健忘怔忡，惊悸癫痫，或噎膈咳逆，咯之不出，咽之不下，或头目眩昏，手足麻木，或四肢筋骨卒痛，或失志颠狂，中风不语，口眼歪斜，不省人事。如是等症，皆痰之所致。诸病兼痰，以化痰为先，宜服二陈为捷径也。每服一二钱，早晚用淡姜汤送下，白滚水亦可，忌厚味气恼。　每两纹银四分

沉香滚痰丸

治顽痰壅积，固结脏腑，或胸胁痞满，阴阳乘膈，或大便泌滞，里急不舒，或咳嗽咽噎不利，或呕吐涎沫如胶，或心窍迷塞，暴发颠狂，或肢体麻痹，卒成瘫痪，或奇梦寐鬼神，一切怪异之症，是皆痰涎碍其极机也。每服二钱，空心白滚水送下，禀厚者三钱，大便解后，方可进食。常服一钱，若大便不通，加服亦可。如久病积虚脾泄胃弱并孕妇俱不可服。　每两纹银六分

礞石礞痰丸

专治一切痰饮为患，头面红热，眼目赤肿，眩晕风痫，齿龈痛痒，咽喉肿痛，痰涎黑色，嘈杂恶心，咳嗽喘急，心胀作痛，或腰背四肢暴痛，状如挫闪，或口糜舌

烂，眼涩耳痒，咽喉不利，咯之不出，咽之不下，或心下如停水雪，或浑身习习如虫行者，或心下怔忡惊悸，小儿惊痫搐搦并皆治之。每服五七分或一钱，小儿少用，白滚水送下，茶清亦可。

每两纹银四分

清肺抑火化痰丸

此药治肺气不清，上焦邪热，咽喉肿痛，及牙齿疼痛，身热声哑，胸膈作痛，鼻衄吐红，痰壅呕吐，鼻孔生疮，面红酒刺，咳嗽痰实等症，并皆治之。每服一钱，或七八分，食远临睡茶清送下。常服清三焦之火，理胸膈之痰，夺造化有通塞之功，调阴阳有补泻之效。孕妇勿服。

每两纹银四分

法制半夏

专治痰疾诸病，中膈痰火，咳嗽喘急，留聚痰饮。此药大能清肺，理胃除火化痰，顽痰能软，结痰能开，清上焦之火，除胸膈之痰，清头目止哮吼，顺气宽中，大有奇效。有中风不语、不省人事，每服数粒，井花水送下，以手摩腹上一炷香时即醒能言。其余痰症，早晚每服十粒，大便解出秽物如胶，久服痰根尽除，永不生也。

每两纹银八分

参贝陈皮

专治脾胃不和，饮食难化，痰涎壅盛，胸膈痞闷，呕吐嘈杂，宿酒宿食，气郁不舒，口干作渴，咳嗽痰喘，翻胃噎膈。以上诸症，皆过食煎炒油腻甘甜厚味之所致也。此药调脾胃，进饮食，舒郁气，开胸膈，止咳化痰涎，生津液，利三焦。每用数片，早晚食前食后细嚼，白滚水送下。本草言陈皮行中有补，补中兼消，今人用参贝等药，调和其性，真有无穷之理，不测之功，自幼至老，不可一日无此药也。

每两纹银八分

清金止嗽化痰丸

此药清金润肺，止嗽化痰，滋阴清火，快膈宽中，不论远年近日，新久痰喘，咳嗽痰实，声重音哑，口干舌干，胸膈疼痛，鼻塞清涕，一切肺经不清，咳嗽痰喘，并火热伤风等症，每服一二钱，大萝卜汤送下，茶清滚白的水亦可，久嗽梨汤送下，蜜

汤亦用。　每两纹银五分

涤痰丸

专治痰涎壅盛，喘急堵塞，头目眩晕，口燥舌干，咽喉不利，及肩脊疼痛，胸膈不宽，胃中痞满，呕吐痰水，嘈杂胀满，大便秘结，小水赤黄，或恍惚不，宁神志不精，或颠或狂如见鬼神，五痫僵仆等症，并皆治之。以上诸症皆痰之为患，若不早治，更变多端，不可考矣。此药能涤荡痰饮，快帐脾胃，通利三焦，润肺定喘，抑火宽中，祛眩晕，利咽喉，消结聚，止麻木，一切新久痰饮，大有奇效，难尽述。每服二钱，早晚用滚白水送下，火盛茶清送下，呕吐姜汤送下。忌油腻、厚味、煮面、炙熂等物，孕妇勿服。　每两纹银六分

千金花痰丸

此药健脾理胃，清火化痰，顽痰能软，结痰能开，疏风养血，清上焦之火除胸膈之痰，清头自，止眩晕如神，痰火百病，皆宜服之。每服一二钱早晚茶清送下，忌房劳、辛热之物。　每两纹银六分

半夏天麻丸

专治痰厥，头疼眼黑，头旋恶心，烦闷无力懒言，精神颠倒，目不敢开，如在舟中，头痛如裂，身重如山，四肢厥冷，不得安卧，此乃胃气虚损，停痰而致也。每服一二钱，不拘早晚，用淡姜汤送下。每两纹银四分

除痰降火丸

专治肺胃不清，痰涎壅盛，咽喉堵塞，鼻息不清，头目眩运，口舌生疮，饮食无味，大小便不利，不闻香臭，咳嗽泣喷等症，并皆治之。此药化痰涎，清肺胃，化滞降火，其效如神。每服一钱，萝卜汤或茶清送下。忌葱、蒜、椒酒。每两纹银五分

滋阴宁嗽丸

专治男妇虚劳，咳嗽，皆因元气不足，心肾有亏，或劳伤血气，或酒色过度，努力劳伤，渐至真阴亏损，相火随旺，火旺则销铄真阴而为嗽、为喘、为痰、为热、为吐血、衄血、咯血，痰中带血，为盗汗遗精，为上盛下虚，手脚心热，午后怕寒、夜间发热，或日夜不退，或嘈杂吞酸，怔忡虚惊，烦躁不宁，胸胁作痛，面赤唇白，时

常变色，头目眩晕，腰背酸痛，四肢困倦无力，一切虚劳之症，但受此药补者无愈矣。每服一丸，早晚细嚼，梨汤送下，热甚者童便送下。　每丸纹银一分

法制陈皮

能开胃健脾，消食顺气，通畅百脉，调理三焦，但周身气和，则百病不生矣。故刘李二人用之，皆以延年。每日清晨临卧食，前食后细嚼三五片，善能消胀、消食、消酒、消积，虽果菜生冷油腻之物，气通即安，至病随至平复。　每两纹银三分。

清气化痰丸

此药清肺宁嗽化痰，气清则胸膈宽舒痰化则咳嗽自止，如常服之，健脾开胃，进食，宽中，清肺降火，消气定喘，大有奇效。每服二钱，食远茶清送下，咳嗽梨汤送下，胸膈不利，饮食少进，生姜汤送下。忌生冷、油腻、椒酒、动火等之物。　每两纹银四分

二母宁嗽丸

此药清肺宁嗽化痰，定喘宽中顺气，降火滋阴。每服一丸，细嚼，用白滚水送

下，梨汤亦可。如久劳咳嗽，肺痿肺痈，痰中见血，咽喉声哑，鼻孔生疮，骨蒸潮热，劳伤肺肾，春秋举发，痰喘咳嗽等症并皆治之。　每丸纹银一分

竹沥化痰丸

治痰气上攻，肺膈不清，胸中痞满，咽喉不和，有痰有喘。此药清肺降火，顺气化痰。每服一二钱，滚白水送下。　每两纹银六分

朱衣滚痰丸

治一切痰气上攻，胸膈不利，胃中痞满，呕吐嘈杂，头目眩晕，咽喉堵塞，咳嗽痰喘，骨节酸疼，大便干涩，小水赤黄，痰结心中，恍惚不宁，神志不清，颤语癫狂，五痫僵仆，妄语狂言，痰涎壅盛，一切变症多端，皆痰之为祟。每服一钱或二钱，不拘时滚水姜汤任下，此药涤畅脾胃，通利三焦润肺清音，宁嗽定喘，宽中化滞，降火通肠，大有奇功，效难尽述。　每两纹银七分

宁嗽化痰丸

专治男妇远年近日，一切痰喘咳嗽。此药能清利咽喉，蠲化痰涎，降有余之邪

火，保受伤之肺金，止久劳之咳嗽，定气壅之喘急。每服一丸，食后用梨汤嚼下，滚白水亦可。

每丸纹银一分

法制贝母

专治肺经不清，痰涎壅盛，咳嗽痰实，口燥咽干，哮吼喘满，阴虚火动，久嗽不止，咽喉肿痛，津液短少，水法为痰，肺气不能收敛，睡卧不能安稳，肺痿虚劳等症，并皆治之。此药清肺金，滋坎水，止喘嗽，化痰涎，润咽喉，生津液，解烦渴，快胸膈，顽痰、结痰能开，大有奇功，不能尽述。每服数粒，细嚼梨汤送下，白滚水亦可，忌生痰、动火之物。

每两纹银二钱五分

贝母二冬膏

此膏清心润肺，宁嗽化痰，滋阴降火，解渴除烦，清离火滋坎水，除五脏虚热，失血劳伤亏损等症，不可无一日断此药也。久服水升火降，阴与阳齐，则无病矣。此膏用天门冬，能清金降火，益水滋源，下通肾与膀胱，又能治痰，更以麦门冬，气薄主升，味厚为阴，有清心润肺之功，堪与天冬相并而施膏，泽以濡其枯槁焉。每日早

晨用四五茶匙，白滚汤冲化服。　每两纹银八分

百花膏

此药治忧思气怒，饥饱劳伤，言谈太多，酒色过度，损伤脾肺，以致气血不和，阴虚火动，午后潮热，手足五心发热，通身无力，精神疲倦，口干声哑，郁热上焦，咳嗽喘急，五色稠痰，黄痰白沫，肺痿肺痈，吐血衄血，痰中见血，并皆治之。每服一丸，噙化，或细嚼，用滚水送下。忌酒色、劳碌、气恼、动火之物。　每丸纹银一分

十灰散

夫灌溉周身充实，百脉润泽肌肤，养荣卫，皆血由经络而行也。或劳役过度，或气怒冲肝，或饮醇酒，或食炙煿，以致心火炽盛，消烁真阴，逼血妄行而为吐血、衄血、便血、溺血，连日不止，血去过多。又治妇人，经候伤血，崩漏不止，并皆服之，其效如神。此药善能引血归经，在失血门中，第一方也。每服三钱，用藕汁兑童便调服。忌气恼、劳碌、烟酒、椒姜、炙煿等物。　每服纹银三分

沉香消化丸

此药化痰顺气，快膈宽胸，调脾理胃，化滞消食，宁嗽定喘，清热和中，古人论诸病悉出于痰。此方专主痰饮为患。夫痰者，病名也，人之一身气血清顺，何痰之有惟夫饮食不调，七情六淫所伤，气血浊逆，则津液不清，熏蒸成聚，而变为痰焉。古人论痰之本属湿也，又痰因火动也，又去痰理气为先也。今立此方，用沉香升降气，通用二陈汤，除湿化痰，又七味降火清凉，宽中消滞，治痰无不神效。每服一钱，用茶清送下，滚白水亦可。治虚劳咳嗽痰盛者，同太平丸方。　每两纹银五分

四红丹

专治吐血、衄血、便血、痰中带血，一切失血之症，皆可服之。大抵平素不善调摄，过食炙煿辛热之物，或暴怒气郁，以致血脉逆行，经络失度，见红之症由此而作矣。每用药一丸，嚼烂白滚水送下，忌急怒、劳烦烟酒辛热之物。　每丸纹银一分。

太平丸

治劳症久嗽肺痿肺痈，肺热，喘嗽咯血，吐血，痰中有血，咽痛作渴，鼻孔生

疮，或因怒伤，强力过度，或酒冲心肺，醉饱入房以致膈痛，肺经亏损因而生嗽。每服一丸食后或临睡细嚼，用白滚水送下。如是痰盛先用梨汤，或白水送下，消化丸一钱，然后再噙化太平丸，二药和攻，其痰嗽扫迹除根。

每丸纹银一分

法制杏仁

治三焦有热，清肺降火，润燥生津，解酒毒，化痰涎，宁嗽宽中，妙难尽述。

每两纹银三分

钱笛丸

盖元气起于肾，声音出于肺，世人有先天秉受薄弱，或少年作丧甚多，肾水亏虚，岂能制伏心火？再加于饮食失节，劳音太过，故令肺火上炎，声音沉哑，语言费力，甚则咳嗽痰涎，久成大病。此药降火消痰，清咽利膈，宁嗽宽中，语言清白，若能常服，解倦爽神，声音洪亮，妙不尽述。每服一钱或一钱五分，临睡用大萝卜煎汤送下，或滚白水送下亦可。

每两纹银八分

眼目口齿门

人有耳目，独天地之有日月也。聚五脏六腑之精华，上奉于此，所关不綦重哉。世之疗眼疾者多用寒凉，殊不知天行暴发火眼等症，固宜清热散风，若夫肝肾两虚，久病生翳，非缓缓培补，骤用寒凉鲜不误事。他如咽喉、口齿等症，所患虽微，而所系不小，若不早为施治，往往轻变为重，重变为危。本堂按古炮制种种皆备用者，按图索骥，无有不奏功。如响者高明其鉴诸（●此处缺）

杞菊地黄丸

此药滋阴补益血，明目，治老弱眼目昏花，视物不真，常见黑花，多生冷泪及少年迅眼内外瘴，翳久患眼疾，经年不愈者。每服一二钱，空心，用淡盐汤送下。忌气恼、劳碌、房事、蒜、葱、椒、姜、烟、酒、羊肉。　每两纹银六分

琥珀还精丸

专治远年近日一切眼疾，内外瘴翳，迎风流泪，视物昏花，羞明怕日，童子少光，焦小散大，胬肉攀睛，烂弦风热，云蒙昏暗，一切肝肾不足内瘴等皆可服之。此药升水降火，平肝益肾，聪耳明目，养性安神，雀蒙屡效迅眼，原久久服之，夜读细字，到老不花。每服一二钱，空心临卧日进二服，滚白水送下。忌酒色、气恼、动火之物。

每两纹银六分

明目黄连膏

此膏清热去痒，止痛消肿神效，凡遇眼疾用净箸滴凉水调药，每日点五七次收药盖严，勿落灰尘。

每包纹银一分

石斛夜光丸

治肝肾虚火渐成内瘴，或已成内瘴，黑睛瞳人，淡色绿色，无光彩者，昏暗不明，常见黑花，视物成二体，久则光不收，瞳人散大，一旦诸虚残疾老眼，每服二三钱，空心淡盐汤送下，白水亦可。此方滋补药也，补上治下利，以缓利以久不利以速也。其中药性通肾，安神强阴，填精敛气，除湿凉血，补血又瘵风益气，祛娄又能散滞，泄热开结，阴弱不能配阳之病，并皆治之。忌劳碌、气恼、房欲。

每两纹银六分

固齿擦牙散

牙乃骨之余，骨乃肾之本，肾水虚，不能滋骨，牙龈则不固矣，自然疏落动摇。或风邪外侵，或胃火内炽，或因辛热厚味太过，以致生火，牙齿肿痛，甚至臭秽不可闻者，药擦牙齿内外，日久牙齿坚固，须发润黑，功效非常，妙难尽矣。

每两纹银三分

退翳回光膏

此膏专点诸般云蒙瘴，白膜遮睛，攀睛胬肉，烂弦赤肿，瘀血遮实瞳人，迎风冷泪，怕日羞明，视物昏化，不变人物，用净箸滴凉水研化药少许，每日点二三次云翳渐开，忌气怒房劳。

每包纹银一分六厘

明目地黄丸

治男妇肝肾不足，眼目昏暗，常见黑花，多有冷泪，羞涩畏明，久视无力，内外翳瘴，攀睛胬肉，烂弦风眼，及久患眼病，服凉药过多，气血凝滞，双目全不涌路，宜服此药，以通阳光，壮肾水养肝，生心血。每服二钱，空心，盐汤送下。

每两纹银六分

洗眼碧玉丸

凡遇诸般眼疾，用药一丸，磁器内甜水半钟，重汤滚三四十沸，候温闭目。每日洗五七次极效。收药盖严，不可见灰尘，一丸可用数日，可洗数人。每丸纹银一分

光明丸（缺）

洗眼蚕茧归参丸（缺）

玉容散

此散专敷面上黖气，黑暗不光，粗涩不润，雀斑粉刺，风痒干燥。每日临卧温水洗面，将此散用人乳些许调散敷面，如无乳用难蛋青兑水少许亦可。清晨洗去，久久

搽之，能去黑气，润肌肤，悦颜色，光泽如玉面似凝脂，一切肺风等，症皆可敷之，其效如神。忌煎炒炙煿烟酒、厚味、椒姜等物。每两纹银一钱五分

牙疼药

夫牙齿属阳明胃经，皆因过食煎炒炙煿之物，以致胃热上攻，则牙齿上下胀痛，难忍牵引，头目面热烦闷，口中秽气，怕食寒热，行坐不安，日久生虫，或骨中风毒。此药专治一切牙齿疼痛，每用一粒，以新棉花里咬于痛处，大能疏清热，驱虫止痛，功不能尽述。忌羊肉、煮面、葱、蒜、椒、姜等物。每丸纹银一分

白清胃散

治胃火上升，牙齿疼痛，口舌生疮，牙缝出血。每用少许，搽于牙上，待流涎水吐出自愈。每钱纹银五分

齿痛冰硼散

专治胃火上升，痰滞积热，怕食热物，喜食寒凉，牙齿疼痛，时作时止，不时举

发。每用药末不拘多少，上痛处日上三四次，内再服清胃降火等丸药，方可全效。

每钱纹银五分

洗面玉容丸

专治面生鼾气，酒刺雀斑，黑暗不光，粗涩不润，或如虫行浴体，能除风痒。每日清晨临卧，如肥皂使用面上，久久自然有效。忌猪首、羊肉、烟酒、辛热之物。

每丸纹银一分

神效消娥散

专治热郁上焦为喉痹、喉痈、单娥、双娥、乳娥，并温疫结毒咽喉肿痛，口噤不开。吹至患处，立刻全生。

每钱纹银一钱

牙宣膏

专贴风牙、火牙、虫牙、牙疳、牙宣，一切牙齿疼痛，不能饮食者，贴之无不神效。

每贴纹银一分

红清胃散

此散专治阳明胃经火盛，口舌糜烂，牙齿胀痛，不能饮食，牙宣出血，疼痛难忍，皆素食厚味，过饮醇酒，以致胃火上攻而有此症。用此散少许搽于患处，待其涎水吐出自愈，其效非常。忌烟酒、辛热之物。

每钱纹银五分

口疮赴宴散

专治三焦积热，口舌生疮，糜烂疼痛。先用米泔水漱口，后擦药于患处，或吐或咽不拘，神效。

每钱纹银五分

疳珍散

此药专治诸般疳症，牙缝出血，渐渐红肿，变成紫黑，腐朽黑烂，牙齿脱落，甚至穿皮破唇，臭秽不可闻者，并皆治之。每用药末少许，敷于患处，大能消肿止痛，去腐生肌，疳症门中第一良方也。忌葱蒜、椒姜、糖食、厚味、动火之物。

每钱纹银一钱

牙疳散

治胃热风邪上攻，牙齿作痛，口舌生疮，糜烂疼痛，牙龈宣露，腐臭难闻者，每用少许搽患处，候口内有涎水吐出者，吐二三次自愈。小儿牙齿出血，肿痛溃烂，动摇臭恶不堪闻者并治。

每钱纹银四钱

慈朱丸

专治目疾，一切肝肾不足，心火炽盛，内外瘴翳，云蒙昏花，睹物成一，久视则光不收，瞳人散大，或淡绿色，或淡白，皆可服之。每服十丸，隔一日加二丸，加至。三十为至，每早空心用米饮汤送下，日晚兼服石斛夜光丸，其功甚速。此药入肾，能镇养精髓，便神水不得外移，抑具入心，能镇养心血，使邪火不得一侵，心与肾齐，又何患目之不明也。服药后，忌急怒、房劳，一切动火发物。

每两纹银二钱四分

驰名乌须药

此药乌须黑发，明润如漆，似少年自然之妙。每用以茶卤调不稀不稠，放于砂锅

内重汤煮半炷香，取出拴须发上，以绢包住，过一宿洗去，即黑。　每两纹银一钱

清心明目上清丸

专治上焦火盛，眼目赤肿，白睛红赤，上下胞肿，瘇眵热泪，暴发昏花，一切眼目火盛之症，服之神效。每服一二钱，食远茶清送下，忌葱蒜、椒姜、鸡鱼、羊肉，孕妇勿服。　每两纹银四分

明目蒺藜丸

治眼目诸症，内外瘴翳，视物昏花，迎风流泪，羞明怕日，雀蒙青盲，暴发赤肿，云翳气蒙，天行时眼，久患风疾，眼边赤烂，不时举发，瘾涩痛痒，瘇眵热泪等症，不论远年近日，一切疑难眼病病悉皆治之。每服二钱，重者三钱，临睡白滚水送下。忌气恼、劳碌，一切动火之物。　此药常服补肾，还睛平肝，明目清肺，降火通利，上焦头脑轻清目，病自除。　每两纹银四分

绿袍散

专治三焦火盛，口热生疮，赤烂肿痛，唇皮燥烈，秽气逼人，每用少许上患处，

吐咽不俱，消肿止痛，解热清毒，神效。

每钱纹银五分

拨云退翳丸

夫眼者，五脏六腑之精华，凡益百骸之至要，洞观万物，朗视四方，莫不由眼之照鉴也。眼之为症甚多，种种不一各有所属，因症而治。大凡眼生云翳，白膜遮睛，蒙蔽瞳人，昏暗不明，迎风流泪，隐涩难忍，皆由肝经有热，肺金不清，气怒上攻而然也。用此丸能平肝清肺，降火滋阴，袪风散热，消磨云翳，乃开光复明之圣药也。每服二三钱，早晚用茶清送下，白滚水亦可。忌急怒、烟酒、葱蒜、胡椒一切辛辣等物。

每两纹银六分

黄连羊肝丸

斯丸以黄连为君，除热毒，明目。以羊肝肝与肝合，引入肝经为便。此药专主肝经，肝受邪者，无不效也。夫肝胆火盛，两目红肿，羞明眵泪，朊臊脑颠，睛珠疼痛，眼睫卷毛，无力常欲垂闭，不敢久视，视久胀疼，及生云翳，淫热等症。每服一二钱，食远或临睡，茶清、滚白水送下。忌猪肉、生冷、怒气、房劳。

每两纹银六分

拨云散

此药专点远年近日、不论新久、杂患眼疾，一切风眼、火眼、暴发红肿或痛或痒或瘾涩难开、怕日羞明、云翳遮睛、眵泪昏花、眼边赤烂等症，每用湿银簪蘸药少许点大眼角内，闭目静坐一时，日点三四次，神效，忌烧酒、葱、蒜、椒、姜等物。

每管纹银一分六厘

妇女诸症门

世人患病，惟在气血而已，气血和平岂有病乎！《经》云：男子贵养气，女人宜调经，殊为不知女人更宜养气，气顺则血行，大凡妇人血不流畅，多因郁气凝滞而不得宣通，此必然之理也，况太阴乃脾经之纲领，脾为通血之源流，脾虚不能运化其精微，而血无所生，经水自然不调，或为赤白带下，或为经闭不通，久而不孕，孕而不育，豯命门火盛，胎系府烂，腰酸（●此处缺）

胎产金丹

此丹乃异人传授，专治胎前产后，一切疑难危急诸症，百发百中，真有起死回生之功。虽千金不易，故名胎产金丹。每服一丸，随症调引。

一临产米汤化服一丸，助精神，壮气力，易于分娩。

一产后，童便煮东酒化服一丸，神清体健，无血晕闷乱之患。

一行经后当归汤化服三五丸，自然受孕安稳。

一怀孕之后，每月白术条芩汤服三五丸，其胎坚固出长。

一屡经小产不受孕育，当归熟地汤化服三五丸，永无坠堕之患。

一胎动不安，白莲花瓣汤化服。

一劳役坠损，小黄米汤化服。

一胎漏下血，藕节棕灰汤化服。

一妊娠，脾胃虚弱，中气不足，人参汤化服。

一妊娠赤带，红鸡冠花煎汤化服，白带用白鸡冠花汤化服。

一妊娠，腹痛胀满，木香磨水化服。

一妊娠，腰腿酸痛，桑寄生汤化服。

一产后儿枕痛，用山楂煮东酒，黑糖汤化服。

一横生逆产，并子死腹中，当归川芎汤化服。

一泡胞衣不下，红花益母草汤化服。

一头胎交骨不开，龟板汤化服。

一产后乳汁不行，好酒当归山甲汤化服。

一任娠转胞，小便不通，琥珀磨水化服。

一妊娠，四肢浮肿，桑皮汤化服。

一妊娠子胀，香附大腹皮汤化服。

一妊娠，子痫抽搐，钩藤汤化服，

其余经脉不调，月事参差，有余不足，诸虚百损，癥瘕积聚，干血劳伤，子宫虚冷，血海枯竭，一切妇女百病，俱用煮东酒化服。服药后慎起居，节饮食，避风寒，戒气恼，谨慎调理为至要也。

每丸纹银一钱

理坤回生丹

《保生论》回生丹功效言曰：夫妊妇失宜，或劳役动胎，漏血不安，或子宫虚寒，久不成孕，或瘘燥不长，过期不生，日月虽满，动转无力，或致损坠，产时未至，恶露先下，胞络枯燥，致令临盆或逆痼闷乱，连日不产，子死腹中，腹上冰冷，口唇紫黑，冷沫自出，恶露上攻，昏闷不省，喘促自汗，瘀血未尽，腹冷痛，寒热往来，或因产劳，虚损身羸，面黄体瘦，心怯盗汗，饮食不进，渐成劳瘵。临产常服，壮气养胎，易生顺产，滋阴养血，调和阴阳，密腠理，实脏腑。及胎前产后，崩漏带下，室女经闭，月水不调，产后恶露不尽，胸腹饱闷，腹中有块，恶寒恶热，两胁刺痛，恶心呕哕，气恼伤肝，饱胀疼痛，不思饮食，眩晕不止，眼见黑花，寒热如疟，大便干燥，四肢肿满，败血极热，心中烦躁，言语颠狂，如见神鬼，败血入心，失音不语，痢疾，腹痛，百节酸疼，咳嗽痰喘，寒热往来，或产后儿枕疼痛，或子死腹中，横生逆产，或胎衣不下，凝结作痛，凡产后瘀血积滞，败血流于脏腑经络之中，变症多端。但用此药，百发百中，万无一失。煎汤顿化，用热黄酒。顿化通口服，产后伤寒，头痛，身热无汗，用葱姜加麻黄三分，煎汤顿化服。产后伤风头疼，身热有汗，用葱姜加桂枝三分，煎汤顿化服，产后无乳加天花粉、归尾、炒山甲、黄连各三分入酒内，滚热用酒中化一丸服。

每丸纹银一钱

艾附暖宫丸

专治妇女百病，气血不和，经候失期，行经作痛，两胁胀满，腰痛耳鸣，午后潮热，夜卧虚烦，盗汗骨蒸，赤白带下，子宫虚冷，久不成胎，或孕育多生，或胎产伤血，或气郁伤脾，崩漏去血，以致肝经有亏，四肢困倦，头目晕眩，肌肉消瘦，骨节酸疼，变为劳瘵，一切气胜血虚等症，皆可服之。每服二钱，早晚各进一服，白滚水送下。

每两纹银五分

下乳涌泉散

妇人乳汁乃血气所化，下为月水，上为乳汁。凡产妇乳汁不行者，其病有二种，有血气壅盛，气滞不通行者，有气血虚弱，经络闭涩不通行者。或乳少不足用者，或全然不见行者，并用此药，每服二钱，临睡用暖黄酒调服。忌气恼、椒姜辛辣之物，宜用猪蹄、鲫鱼等汤，或食芝麻核桃之类，早晚用木梳刮乳房二三十遍，此皆外施之良方，无不神效。

每服纹银三分

调经丸

凡妇女经候以经期为要，经调则百病不生，或先期而行，或过期而行，前后无准，紫血成块，来而腹痛，或淡而血少，经闭不通，或崩漏不止，带下白淫，不怀孕育，此经候不调之症也。此药专主调经，治妇女百病，久服种子。每服一二钱，空心温黄酒送下，白滚水亦可，忌气恼。

每两纹银五分

滋阴至宝丸

治妇人诸虚百损，五劳七伤，经脉不调，肢体羸瘦。此药专调经水，滋血脉，补虚劳，扶元气，健脾胃，养心肺，润咽喉，清头目，定心慌，安神魄，退潮热，除骨蒸，止喘嗽，化痰涎，收盗汗，开郁气，利胸膈，疗腹疼，解烦渴，散寒热，祛体疼，大有奇效，不能尽述。每服二钱，空心、临睡，白滚水送下。忌气恼、劳碌。

每两纹银五分

七制香附丸

专主调经治妇女百病，疗经闭，治崩漏带下，补虚劳种子，嗣产育小产诸病，胎前产后，癥瘕积聚，气逆血块，肚腹疼痛等症。凡妇人血气虚实，有余不足，变生诸症，无不治之。本草言，香附子开郁顺气，消滞宽中，逐瘀调血，治妇女如仙方。评此药行中有补，补中兼消，今人七制调和药性，不寒不热有无穷之理、不测之功。妇女科之要药也。每服二钱，早晚各进一服，温黄酒送下，白滚水亦可。

每两纹银五分

妇科济阴丸

此丸养血补气，健脾胃，暖子宫，滋肾调经，养肝润肺，清虚火，退潮热，理三焦，调五脏，强腰健步，久服种子。凡妇女诸虚百损，腰痛耳鸣，瘦弱面黄，盗汗发热，劳嗽痰血，经脉不调，血衰不成孕育等症，皆可服之。每服一二钱，空心，白滚水送下，忌气恼。

每两纹银五分

女金丹

此药调经养血，安胎顺气，不问胎前产后，月事参差，有余不足，诸虚百损，子宫虚冷，腰痛耳鸣，四肢酸，因积年气凝血滞，肚腹疼痛，手脚顽麻，崩漏带下，癥瘕聚块，干血劳伤，一切妇女百病，无不神效。每服二三钱，空心，黄酒送下，白滚水亦可。久服种子有验，胎前产后各进二三十服，大有奇功。此方女科中圣药也。

每两纹银五分

催生兔脑丸

专治妇人生理不顺，产育艰难，或横逆，或体大，并皆服之。此药束胎易产，不伤小儿身体，又且保大人万全，但妇人临产觉肚腹疼痛，或大痛不下，用药一丸，温水送下，立刻即产，男左女右，手心中握药，出，屡经屡验。　每丸纹银一钱

四制香腑丸

专治妇人经脉不调，崩漏带下，经闭不通，气块血块，小腹疼痛，胁肋胀满，胸膈阻塞，呕吐恶心，并皆治之。此药安胎种子，滋血脉，补虚损，扶元气，健脾胃，进饮食，止呕吐，消胀满，除骨蒸，开郁结，利胸膈，止咳嗽，化痰涎，及胎前产后诸症，皆可服之。每服一二钱，温酒、滚白水任下。　每两纹银四分

益母草膏

此膏能调经种子，逐瘀生新，理气和血，养肝补心，安魂定魄，妇人一切产后诸症，悉皆治之。如胎漏难产，胎衣不下，血晕不止，血风血痛，崩中漏下，溺血便血之症，每服三五茶匙，用热黄酒调下，早晚各进一服。又，治折伤内损，瘀血停积，

每遇天阴则疼痛难忍，并服此膏神效。每两纹银八分

妇科五淋丸

五淋者，血膏石肉劳也。小便中血滴沥者，血淋也。气血凝出如糊膏，淋也。火气前烁如砂者，石淋也。气血结聚出如块者，肉淋也。因劳而作者，劳淋也。皆属膀胱气闭涩，热而结也。其症小便涩滞，浑溺壅塞，赤肿疼痛，淋血或浊如精髓，或出成块，或如沙石，逢溺痛如刀割。凡妇女诸淋症，日久恐便内生疮，急宜治之。此药能疏下元，调畅水道，止淋沥，消肿痛，大有奇功，不能尽述。每服二三钱，浓煎灯心汤送下。忌煎炒炙煿等物，孕妇勿服。每两纹银六分

内补养荣丸

治妇人诸虚不足，血海虚败，头目昏眩，面色萎黄，经候愆期，赤白带下，腰痛耳鸣，四肢少力，子宫虚弱，不成孕育，及胎前产后诸虚育损之症，皆可服之。每服三钱，空心，用龙眼汤或黄酒白滚水送下。每两纹银六分

神效产灵丹

此丹专治产后恶露不下。下之不尽，胸腹胀闷，积块疼痛，两胁刺痛，百节酸疼，呕吐恶心，不思饮食，眩晕不止，大便干涩，四肢肿满，或败血热极，心中烦躁，言语颠狂，如见鬼神，或败血入心，失音不语，或儿枕疼痛，或子死腹中，或横生逆产，或胎衣不下，腹上冰冷，口唇紫黑，恶露上攻，昏闷不省，喘促自汗，寒热如疟等症，并皆治之。每服一丸，无灰酒化下忌一切气恼、生冷难克化之物。　每丸纹银一钱

益母丸

专治产后头晕眼黑，耳鸣，败愦去血过多，或恶露不行，脐腹疼痛，或荣卫虚损，过食生冷，停滞不化，或中风伤寒头疼，口苦，遍身拘痛，及七情相干，以致发热恶寒，自汗口干，心烦咳嗽，两胁胀闷，饮食少进，并皆治之。每服一二丸，温酒送下，或姜汤亦可。此药大能均气活血，产后诸般杂症，甚有功效。　每丸纹银一分

千金止带丸

治妇人气血不调，赤白带下，淋漓不止，或如鱼脑，久致白淫，腥臭秽气，凝滞疼痛，胁胀腰酸带下，日久气血两虚，头眩耳响，四肢倦怠，多睡少食，骨蒸潮热，肌肉消瘦，致成劳瘵。每服二三钱，空心，滚白水送下。忌气恼、劳烦。

每两纹银六分

佛手开骨散

专治妇人临产之时交骨不开，生理不顺；或头胎未曾经生产者，或横体大，或因隧损未及，产时恶露先行，胞漏血枯，胎涩横而不下，连日不生，或血胀胎衣难下，及子死腹中，产母闷乱，口唇紫黑，凡一切临产危急之症，无不立验。每服三钱，水兑黄酒少许，温暖服。

每他纹银二钱

胜金丹

专治妇人月水不调，或过期不来，或崩漏不止，子宫虚冷，久无子嗣，或血瘕气积，不时作痛，四肢浮肿，呕逆恶心，虚烦劳倦，面色萎黄，赤白带下，或如烂肉，盗汗不止，血劳虚劳，骨蒸潮热，积年血风，脚手麻木，半身不遂，及室女虚损劳弱，经脉不调，并宜服之。每服二丸，空心，温酒化下，滚水亦可。每丸纹银一分

养血安胎丸

治孕妇脾胃虚弱，血不充实，以致腰酸腹胀，时常见血，四肢无力，饮食少思，足膝浮肿，大便不调，赤白带下，或素性有热，常生虚火，三四月内不能容，惯小产。每服一二钱，早晚用滚白水送下。不惟胎孕稳固，更能内消胎毒，他日痘疹稀疏，母子咸受其宜。每两纹银六分

八珍益母丸

专治妇女胎前产后，诸虚百损，月水不调，子宫虚寒，不受孕育，产后劳弱，宜服此药，顺气养血，调经种子，治妇女百病。每服一丸，滚白水送下。每丸治纹银一分

孕妇金花丸

孕妇之病，诸药有妨胎气，如孕妇风火上攻，头目口干，鼻塞头疼，咳嗽眼目红

肿，迎风流泪，痰涎壅盛，头目眩晕，鼻流清涕。如遇此症，诸药难服。此药保胎，止嗽清火明目，真孕妇清火之圣药也。每服二钱，姜汤送下。 每两纹银六分

十珍香附丸

专治妇女血虚有热，气郁不舒，心神恍惚，经脉短少，耳鸣腰痛，夜卧不宁，子宫虚冷，不受孕育，或受而不安，累经坠落，以致肝经亏损，月水不调，胁肋胀满，小腹疼痛，肌肉消瘦，饮食不甜，头目眩晕，四肢困倦，以上诸症，悉皆治之。此药专能调经养血，安胎种子，扶脾气，补虚羸，滋血脉，以及胎前产后，一切不足之症，久久服之，大有奇效。每服三钱，早晚用滚白水送下，忌劳碌、气恼、生冷油腻等物。 每两纹银六分

当归内补丸

大凡妇科胎病经病，多起于气血两虚，或平素忧恚气恼伤肝，饮食不节，思虑伤脾，隐怒结郁中脘，或产后失调，或血山崩漏，以致荣卫大伤，自然血弱肝邪旺盛，胃气受亏，耗损真元，所以胎滑小产，赤白带下，或经水将行，凝滞肚疼，或经水已

行，腹胀呕吐，心跳头眩，腰疼发热，或日期前后偏多偏少，或断经之后，淋沥不止，或室女经候，当行不行，皆由月水愆期，冲任大损之故也。久服此药，自有立验之功。每服二钱五分，临睡，淡枣汤送下。　每两纹银五分

千金保胎膏

专治妊娠脾胃虚弱，气血不足，肝肾亏损，子宫虚冷，以致腰腿酸疼，胁肋胀满，面色萎黄，四肢浮肿，肚腹疼痛，时常见血，三四月内血不能养胎，屡经小产，并经候失期，行经作痛，赤白带下，崩漏不止，气逆血块，白浊白淫，久不孕育者，皆可之。此膏保固真元，竟宝血海，温暖子宫，安胎种子，大生化育之功。每贴数日、一换，贴脐下。　每贴纹银一钱五分

通经甘露丸

治妇人经血不通，气块血块，凝积不散，小腹疼痛，两胁胀满，及崩漏肠风，赤白带下，血风五淋，产后积血，瘀滞疼痛，癥瘕诸疾，并骨蒸劳热等症，夫妇阴血阳精不交成疾，并治神效。每服七八分或一钱，余病轻重加减用之，空心，温黄酒送

下，忌气恼等症。　　每两纹银七分

妇科乌金丸

治妇人三十六病，思虑气恼，变生多疾，孕育不成，崩中带下，五心烦热，口苦咽干，饮食无味，身痛羸瘦，面目萎黄，手足酸软，经水不匀，脐腹胀痛，须发黄落，喜卧倦起，产后恶血上攻，心腹刺痛，败血不止，及于宫一切恶疾，经验奇效。每服一二钱，看病轻重，加减用之，盐汤温黄酒，或艾醋汤，白滚水任下，早晚进二服，忌怒气、思虑。　　每两纹银六分

坤顺丹

此丹专治妇人诸虚百损，经脉不调，凡胎前产后诸症，服之屡经屡验，有起死回生之功，各随症调引。

一经闭，桃仁归尾红花煎汤下。

一胎动漏血，阿胶化汤下。

一素患小产，脐腹作痛，漏血不止，糯米汤下。

一生产艰难，生菜子汤下。

一子死腹中，炒盐汤下。

一赤白带下，阿胶艾叶汤下。

一胞衣不下，童便老酒下。

一血晕不省人事归身煎汤下。

一嗽喘，杏仁桑皮煎汤下。

一中风，牙关紧闭，半身不遂，手足拘挛舌音不转，童便老酒下，余症俱用老酒送下。

每丸纹银一钱

回生丹

治孕妇临产艰难，或子死腹中，以致面青唇黑，胎衣不下，烦闷昏迷，及产下血晕，不省人事，恶露崩冲，绕脐作痛，血滞浮肿，身热头疼，寒热往来，见鬼狂言，失音不语，一切危急异恶之症，有起死回生之妙。每用一丸，捶碎，以童便、白汤送下，百发百中，无不效。

每丸纹银三分

四制益母丸

专治胎动不安，下血不止，当归汤下。生产前后先用一丸，安魂定魄，诸病不生；横生逆产，胎衣不下，心腹刺痛，炒盐汤下。中风牙关紧急，失音不语，童便酒下。不思饮食，骨节疼痛，米汤下。眼目昏暗，头痛口中渴，如见鬼神，狂言不省，薄荷汤下，老酒亦可。心内闷，热结成血块，或余血不散，腹中刺痛，或发寒热，或满月血气不通，咳嗽痰喘，四肢无力，大小便不通，俱用酒下。痢疾并血崩，糯米汤下。赤白带下，艾叶汤下。

每丸纹银一钱

产后乌金丸

此丸专治妇人百病，除怀胎不胎不服，外临产服一丸，即能催生，并治产后诸症。久不生孕育，赤白带下，月水不调，难产子死腹中，横生逆产，胎衣不下，产失血，言语昏乱，神魂恍惚，或口干烦闷，痰如轻声，潮热头痛及小便不通，产后败血如鸡肝，致两胁胀满，呕吐疟疾，身面浮肿，半身不遂，角弓反张，骨节酸疼，产后血块，疼痛，百病消治。并男妇登坠马，跌打损伤，用无灰黄酒送下。

每丸纹银一钱

小儿百病门

人禀天地，受气于父，成形于母，始生人也。虽有其体，手足未举，神魂未定，脏腑软脆，不过一形骸耳。一切赤瘤、丹毒、脐腹等症，皆胎前不禁之故，以致先天受病，最难医治。至于变蒸之后，已过周岁，筋骨以渐而坚，声色以渐而加，智慧以渐而发，知觉运动，方始成童，此后天生物不息而应万事者也。欲令儿身无病，全在饮食调养，其油面、肉食、瓜菜、生冷，不可食之太早。脏腑薄弱，岂能运化？又，不可过于温饱，纯于惜爱，肌肤不密，寒暑易侵，诸病由此而生。调理之法，不专在医药，惟调乳母节戒饮食，开郁理气，使脾胃无伤，乳汁和平，根本常固，儿岂有病乎？

朱黄琥珀抱龙丸

专治小儿急慢惊风，痰涎潮搐，夜啼发热，并四时感冒伤风，及物忤客忤，面青口噤，睡卧不宁，气粗喘满，风热痰实等症，并皆治之。每服一丸，温水化下，惊风，薄荷汤化下；痘疹首尾，宜服三五丸，能解胎毒。此药专治初生小儿百病，大能镇惊安神，宁心定志，除诸热，化痰涎，止嗽定喘，调胃和中，壮实小儿。乳母忌动火之物。

每丸纹银一分

羌活丸

治小儿感冒风寒，瘟疫传染，憎寒壮热，头疼身痛，鼻塞清涕，夜卧不宁，发渴饮水，呕吐恶心，咳嗽喘急，惊悸抽搐，狂言谵语，如见鬼神，及痘疹发热，初起未明，并外感风寒、瘟疫等症，并皆治之。每服一丸，淡姜汤化下，伤食，山楂汤化下；痘疹不出，山川柳汤化服；惊风诸热，薄荷汤化下。忌肉、面难化等物。

每丸纹银一分

普济回春丹

专治婴童小儿，痘疹发热，疑似未明，及伤风伤寒，瘟疫传染。其症头疼身痛，乍寒乍热，呕吐恶心，跌扑惊风，恐抽搐如风，口舌生疮，面赤喘急，烦躁不宁，发渴饮水，昼夜无度，眼涩昏睡，呵欠烦闷，鼻流清涕，咳嗽嚏喷，腮颊红肿，吐血、衄血，狂言谵语，如见鬼神，一切温热之症，并皆治之。此药大能清瘟消毒，解肌透表之圣药也。凡未出痘者，倘遇四时不正，预服三五丸，其毒自然轻减，易出易收，而无痒塌陷伏之患矣。周岁以内者，每服半丸；一二三岁以内每服一丸；二五岁者，每服二丸，随症调引。

痘疹发热不出，山川柳汤化下；伤寒无汗，麻黄汤化下。

伤风，防风汤化下。

瘟疫，酸梅汤化下。

伤食山楂汤化下。

惊风诸热，薄荷汤化下。

咽喉肿痛，山豆根汤化下。

烦躁，淡竹叶汤化下。

咳嗽，梨汤化下。

小便短赤，灯心汤化下。

失血，生地汤化下。

诸肿毒，金银花汤化下。

大便结燥，蜜汤化下。

谵语，犀牛角磨水化下。

音哑，麦门冬汤化下。

其余诸症，俱用灯心汤送下。　每丸纹银二分

金衣抱龙丸

专治小儿急慢惊风，积热痰实，或因外感风寒，并客物忤物，牙关紧急，面青口噤，眉眼频闭，反张鼠视，抽搐昏闷，痰涎壅盛，睡卧不宁，气粗喘满，夜啼发热，并四时感冒，痘疹发斑，或出生小儿，脐风撮口，惊天吊等症，并皆治之。此药能解胎毒，走风清热，化痰镇惊，安神宁心，止嗽定喘，大有奇功。每服一丸，薄荷汤化服乳母。忌动火之物。　每丸纹银三分

千金保童丸

治小儿五疳，积聚痞块，吐泻伤脾，饮食伤胃，面黄肌瘦，好食泥土，溺如米疳，吐虫、便虫，肚腹疼痛，日晡潮热，眼闭羞明，发立毛焦，肚大青筋，牙齿溃烂，大小便不调等，并皆治之。十岁者，每服一钱五分；五六岁者，每服一钱；每日早晚，滚白水送下。忌肉、面、油腻、甜食难克化之物。此药常服，化滞消积，清火化痰，健脾开胃，杀虫消疳，消腹内一切新久滞物，多进饮食，令儿肥壮。

每两纹银八分

仙传至宝丹

专治小儿肚泻、惊疳，及一切百病皆良。此丹乃先贤遗方，而成以极，万世之婴儿，随症调引，诸病如遗宝，婴之术至矣，故曰至宝丹。每服一丸，量儿大小加减丸数，伤寒夹惊发热，葱姜汤送下；伤食、呕吐、泄泻，姜汤化下；赤白痢疾，米汤化下；久泻伤脾，莲肉汤化下；大便燥结，蜜汤化下；小便赤结，竹叶汤化下；诸热，薄荷汤化下；烦渴，麦门冬汤化下；吐泻霍乱，苏叶汤化下；咳嗽痰喘，梨汤化下；积聚腹痛，姜汤化下；伤乳饮食，山楂汤化下；急惊风，薄荷汤化下；慢惊风，人参白术汤化下；疳疾溲溺，大便不调，小便如疳，陈仓米汤化下；诸病后无精神，不思饮食，姜枣汤化下。诸般杂症俱用滚白水送下。每丸纹银一分

白玉丸

治痰喘壅盛，咳嗽呕吐，宿乳宿食，老滞稠痰，堵塞不通，肚腹胀硬，上热下冷，大小便不通，吐虫、下虫，或下臭秽，及惊风、眼目上视，摇头抽搐，风痰气喘，脐腹撮口等症。每服五七丸，量儿大小加减丸数，白水送下，以利为度。每钱纹银八分

清金宁嗽丸

专治小儿咳嗽痰实，呕吐、喘满，口燥舌干，声重音哑，一切肺经不清，风热郁结，并感冒之后，诸症悉愈。惟咳嗽不止者，每服一丸，四五岁者，服二丸。此药丸能润肺定喘，止嗽化痰，清火宽中，每用不拘时，秋梨三四片，大萝卜一二片，煎汤化服。忌面食、油腻、生冷、动火之物。每丸纹银一分

解肌宁嗽丸

专治婴童小儿肺胃不清，痰涎壅盛，胸膈不利，夜卧不宁，咳嗽痰喘，咽喉肿痛，或感冒风寒，发瘢隐疹，一切有痰有火等症，并皆治之。此药疏风寒，解肌表，止喘嗽，化痰涎，利胸膈，清肺胃，效难尽述。每服一丸，五六岁者，每服二丸，白滚水亦可。惊风诸热，薄荷汤化服；伤乳伤食，山楂汤化服；咳嗽痰盛，梨汤化服。忌生冷、动火之物；食乳者，乳母忌动火之物。 每丸纹银一分

小调中丸

专治婴童小儿饮食不调，过食厚味、甘甜、生冷、难克等物，不能运化，以致脾胃不调，泄泻痢疾，腹胀疼痛，发热口干，小水黄赤，及滞火上攻，头目、口舌生疮，夜卧不宁，大便不通，呕吐恶心，或因宿乳成疾，腹中积块；或因惊滞不散，咳嗽痰喘。此药化积聚，消乳食，通畅大小肠，逐利病源，立见神效，微利为度，红白痢疾水泻，俱用灯心汤送下，其余病，山楂汤送下，俱用白滚水亦可。一岁上下

者，每服半分；一二三岁者，服一二分；四五岁者，服二分；五六岁者，服三分；七八岁者，服四分；十岁外者，服五六分；看小儿壮弱，病之轻重，加减丸数。无不神效，忌生冷油腻。

每两纹银一钱五分

癞疮秃疮油药

凡小儿癞疮秃疮，皆因父母不节，嗜酒太过，素食炙煿之物，及其生育，以致生与头面癞疮，绵绵不已，俱受之胎毒也。此油专治头疮癞疮，胎毒风热，瘙痒成疮，浓水不止。此药搽患处，无不效也。

每两纹银八分

七香丸

治小儿伤食停滞，胸膈满闷，饮食少进，呕吐恶心，吐痰吐水，面黄肌瘦，伤食积滞，发渴饮水，痰实咳嗽，心腹疼痛，及初起红白痢疾，一切滞热等症，悉皆治之。此药消积滞，化痰饮，清三焦，调脏腑，大有奇效。每服二三十丸，或五七十丸。十岁以上服五六分，临睡，食远，姜汤送下，白滚水亦可。忌荤腥、面食、油腻、生冷等物。

每两纹银六分

加味芦荟丸

专治小儿五疳疲疾，面色萎黄，肚大青筋，呕吐蛔虫，肠鸣泄泻，四肢枯细，眼闭羞明，发聚毛焦，口鼻牙疳，日晡潮热，溺如米泔，溃烂牙龈钳落，颊腮腐烂等症。每服三五分，量儿大小服之，空心，白滚水送下。　每两纹银八分

启脾丸

治脾胃虚弱，饮食不进，肌体瘦弱，久泻不止，腹胀疼痛，多睡少食，胃呕不和，脾虚久痢。此药健脾胃，进饮食，止久泻，消虚胀，止寒泻、肚痛，理脾益胃之圣药也。大人服二丸，小儿服一丸或半丸，空心米汤送下，白滚水亦可。　每丸纹银一分

金蟾丸

专治小儿脾胃失调，积滞痞块，五疳黄瘦，四肢枯细，肚大青筋，头发黄落，牙疳，口臭，小便赤黄，溺如米汤，大便不调，恶心呕吐，好食煤灰、炭土等物。十岁小儿，每服七八分，再小再减。此药健脾胃，平肝火，磨痞积，退朝热，杀诸虫，宽

中理气，镇惊化痰，每日空心，白滚水送下。每两纹银八分

香苏正胃丹

专治小儿感冒伤风，中暑霍乱，或伤乳伤食，停滞不化，以致头疼身热，呕吐滞泻，乍寒乍热，吐痰吐水，肚腹疼痛，口干发渴，睡卧惊恐，烦躁不宁，搐搦如风，寒热疟疾，一切脾胃不和等症，并皆治之。每服一丸或二丸，伤食山楂汤化服；呕吐，姜汤化服，泄泻，灯心汤化服；吐泻霍乱，苏叶汤化服。其余诸症，俱用白滚水化服。忌生冷面食、荤腥油腻、难克化之物。每丸纹银一分

天一丸

大既小儿本天一，生水，凡治病，以利小道为捷径。小儿阴不能配阳，血不能配气，故病作皆属于火。韩先生定此方，清心利小便，正所以散火也。凡小儿，蕴热丹毒，惊风痰热，变蒸发热之症，用此药最当。而呕吐泻痢诸症，无不效也。每服一丸，多用灯草煎汤化服。乳母忌食热物。每丸纹银一分

牛黄镇惊丸

治小儿急慢惊风，癫痫，天吊，客忤物忤，牙关紧闭，惊风痰热，手足动摇，眉眼频闭，反躬鼠视，舌强口噤，昏闷不醒，一切惊风危恶之症，及初生小儿，脐风撮口，著噤胎惊，胎痫内吊，夜间不宁，恍惚多啼。每服一丸，金银物煎汤化下，薄荷汤亦可。初生小儿服半丸，四五岁者服二丸，此药截风定搐，化痰解热，祛风镇惊，定心安神，其效如神，真起死回生之良方也。

每丸纹银三分

烧针丸

专治小儿脾胃不安，呕吐泄泻。每服三五丸，量儿大小轻重，加减用之。用戮针揸药，放灯上烧存性，研烂，炑米汤调服，冬月温米汤调服，泻者食前吐者无时。

每钱纹银四分

神效五疳丸

夫疳疾五种，其病关乎五脏。皆因小儿脏腑娇嫩，恣食甘肥厚味，生冷油腻，停滞不化，遂成疳疾。其病腹大青筋，瘦弱面黄，四肢枯细，毛发稀溶，口臭鼻干，牙根出血，齿龈蚀落，眼涩羞明，喜咬指甲，好泥土，寝汗自汗，午后烧热，尿如米泔，溏泻肠鸣，精神倦怠，长生热毒，或下疳溃烂，皆疳疾之症也。此药健脾平肝，磨积杀虫，久久服之，大有奇功。十岁者，服一钱；七八岁者，服五六分；三四岁者，服二三分。每日早晚，用白滚水送下，忌肉、面、生冷、油腻、甜食、难克化之物。

每两纹银一钱五分

五福化毒丹

治小儿蕴积热毒，唇口生疮，牙根出血，口臭难闻，颊项赤肿，咽干烦躁，并痘后余毒，疹后诸热，头目身体常生疮疖，实热丹毒，胎热，不解，潮热痰壅，咳嗽痰喘，大小便赤结等症，并皆治之。每服一丸，用薄荷汤送下，滚白水亦可。

每丸纹银一分

秘制保婴丸

专治小儿四时瘟疫，外感风寒，壮热头疼，鼻塞清涕，惊风搐搦，咳嗽痰涎，一切风热郁结，寒火相急等症。每服一丸，白滚水化服。三五岁者，服二丸。伤寒、无汗、发热，姜汤葱汤化下；惊风、潮搐、发热，薄荷汤送下；火盛，茶清送下；伤食、发热，山楂汤送下；瘫疹、发热不出，山川柳汤送下；痘疹未发，芫荽汤送下。凡小儿发热，或惊或痰，疾病初起，未分伤风、伤寒、伤食、伤热，能表痘表疹，解热解毒，一切难明之际，宜服此药，解表微汗，庶无误事。忌肉、面甜食，吃乳者减用。　每丸纹银一分

朱砂丸

治小儿诸经积热，头眩目赤，口疮重舌，咽喉肿痛，咳嗽痰喘，鼻塞声哑，结痰壅盛，遍身瘙痒，或有疮疖，大小便不通，及肚腹疼痛，实热惊风等症，并皆治之。每服二三分，不拘时，用茶清送下。咽喉肿痛，薄荷汤送下；大便不通，朴硝汤送下；小便不通，灯心汤送下。泄泻忌服，妙不尽述。　每两纹银一钱

小儿七珍丹（缺）

小儿蚵蚾锭（缺）

醒脾丸

能健脾养胃，除湿利水，消食化痰，益气补中，调和五脏，充实肢体。凡虚损劳弱，脾病胃病，不思饮食，多困食少，渐渐羸瘦，面色萎黄，大便不调，久经泻痢，或久病杂症，可常服之。每服五分或一钱，量人大小加减用之，米汤送下，白水亦可。忌生冷油腻。 每两纹银八分

清胃保安丸

治婴童小儿一切伤乳伤食，肚腹疼痛，发热憎寒，呕吐泄泻，不思饮食，痰嗽流涎，夜啼惊滞，睡卧不安，一切宿乳宿食，脾胃不和，变生百病。每服一二丸，滚白水调下，干吃亦可，多服无妨。常服养胃健脾，磨积杀虫，药性平和，不伤元气，后解饮食半日，仍忌生冷油腻坚硬难克化之物，乳母者忌动火之物。 每丸纹银一分

保幼化风丹

专治小儿四证八候，惊风潮热，痰涎壅盛，宿乳宿食，不能消化，呕吐发热，睡卧不宁，夜啼惊怕，咳嗽痰喘，胸膈不开，大便燥热，小便不清，上热下冷，吐乳吐

痰，一切惊风痰热，并皆治之。每服一丸，白滚水化下。惊风，薄荷汤化下；伤食，山楂汤化下；夜啼，灯心汤化下；心经火盛，胎热胎毒，犀角磨水化下；痰嗽，梨汤化下。日进二服，忌肉面甜食，食乳者减乳食，乳母忌发物。　每丸纹银一分

小儿一捻金

治小儿风痰吐沫，气喘咳嗽，肚腹疼痛，肺胀喘满，胸高气急，两胁扇动，陷下作坑，两鼻窍张，闷乱嗽渴，声哑不明，痰涎潮塞，不思饮食等症，并皆治之。每服二三分，蜜水调服，仍看病之轻重虚实，加减用之，无不准验。　每钱纹银三分

真色五花丸

治小儿一切所伤，痰涎壅盛，胸膈不利，乳食不消，变生痞疾，胁肋硬满，按之疼痛，及一切急慢惊风，发搐，并皆治之。一岁小儿数丸，二三岁二三十丸，量儿大小加减服之。食远，姜汤下。急惊，金银花薄荷汤下；慢惊，生姜全蝎汤下；大儿亦可服之。　每两纹银八分

小儿香橘丹

专治小儿面黄肌瘦，腹胀疼痛，不思乳食，身体倦怠，嗜卧多睡。皆因饮食不调，损伤脾胃，以致呕吐恶心，胸膈饱闷，胁肋胀满，食物不调，水泻溏泻，红白痢疾，寒热疟疾，霍乱吐泻，溺如米泔，积聚痞块，惊悸不止，痰涎壅盛，一切脾胃不调等症，并皆治之。每服一丸，淡姜汤送下，滚白水送下亦可，真小儿之妙药也。忌面食、荤腥、瓜果、生冷难化等物。　每丸纹银一分

加味肥儿丸

夫小儿脾虚体瘦者，皆因饮食不调之所致也。盖小儿脾胃虚弱，多由母之舐犊之爱，不知调养之法，恣食瓜果生冷之物，肉面甘甜之味，以共朝食暮食，渐致伤脾瘦弱，面黄发热，肚胀，二便不调。脾土伤极，不为疳病者鲜矣。此药健脾养胃，化积消虫，清热止泻，久服百病消除，令儿肥健。每服三五七分，早晚白滚水送下，及禀受脾虚，小儿失乳，皆可服之。　每两纹银八分

鸡膜丸

此药开胃健脾，消滞宽中，磨积杀虫，小儿五疳瘦弱，乳疾面滞，肉积食气，或过食油腻、生冷、甘甜美味，停滞不化，或吐或泻，或疼或胀，成痰成积，成痞成块，一切脾胃损伤等症。十岁者，每服一钱，滚白水送下，早晚各进一服四五岁者，每服二三分。大人每服一钱五分。忌生冷厚味。　每两纹银八分

九宝丹

专治小儿肺经不清，痰喘咳嗽，感冒风寒，身热头疼，鼻流清涕，畏怕风寒，睡卧不宁，夜啼、惊悸等症，并皆治之。每服一丸，五六岁者，服二丸。如伤食咳嗽，山楂汤化服；风寒咳嗽、淡姜汤化服；如久嗽不止，梨汤化下。此药大能清肺，解表舒风，化痰开胃和中，甚有功效。忌肉、面、甜食，一切生痰动火之物。　每丸纹银一分

导赤丹

专治小儿五脏实火，诸经积热，面赤发渴，口舌生疮，唇干破裂，咽喉肿痛，咳

嗽痰实，吐血衄血，牙根出血，腮项红肿，常生热毒，暴发火眼，耳底肿痛，胎热丹毒，烦躁不宁，睡卧惊恐，大便结燥，小便赤涩，一切实热有余之症，并皆治之。每服一丸，薄荷汤化下，灯心汤亦可。忌一切动火之物，食乳者，乳母忌动火之物。

每丸纹银一分

外科损伤门

经云：膏粱之变，足生大疔。河间云：诸疹疮疡，皆属于火。是外科诸症，其标虽见于外，而其本实根于内也。察虚实，辨寒热，按脏腑经络之所属，分丸散膏丹之治疗，固在临症详审而细究之至。若跌打损伤，诸患事出仓卒，人多棘手，其施治之药，若非预制于平时，何能奏功于俄顷。本堂一切膏锭膏药，真实配合，不惜工本，以备取用。孟子曰：有七年之病，求三年之艾，苟为不畜，终身不得。此之谓欤。

嵝峒丸

此方乃异人传授，功效非常，药性甚捷。内可以服，外可以敷，专主逐瘀生新，续筋接骨，疏风活络，化痰蠲脾，宣通气血，消肿解毒。凡男妇小儿，一切疑难之症，百发百中，妙难尽述。每服一丸，病重者二丸，小儿每服半丸，或一二分，用无灰好酒送下，外敷用清茶卤化开敷之。

一治跌打损伤，坠车落马，伤筋动骨，瘀血不散，疑结疼痛。

一治皮肤中伤。

一治筋重伤。

一治中风、中痰，卒然晕倒，牙关紧急，不省人事。

一治肺痈肠痈。

一治半身不遂，口眼歪斜，筋骨拘挛，手足麻木。

一治打破伤风，抽掣昏闷。

一治痈疽发背，对口恶疮，无名肿毒。

一治疯犬咬伤，毒气内攻。

一治瘰疬，年久不愈。

一治癥瘕积块。

一治腹大蛊胀，并山岚瘴气。

一治产后瘀血上攻，昏闷不省。

一治横生逆产，胎衣不下。

一治妇人经闭不通。

一敷妇人吹乳，肿硬结核。

一治小儿急慢惊风。

一治蛇咬蜈蚣蝎螫等毒，内服一丸，外敷一丸，敷者留顶，并不可敷疮口，三日内切忌生冷、瓜果、烧酒发物。　每丸纹银一钱

盐水锭（又名观音紫金定）

专治一切无名肿毒，湿毒淫疮，癣毒发痒，皮肤风毒，及蛇咬虫伤，蝎螫蜘蛛蜈蚣等毒，夏月蚊虫湿气，肿痒不息，俱以津液或凉水磨化，涂擦三四次。

又治一切口舌生疮，乳蛾喉闭，吟噙化半锭即愈。

又治一切心胃疼痛，点大眼角一二次即愈。

又治暴发火眼，痈肿疼痛，研为细末，用管筒吹入二鼻孔中。

又治诸般牙疼，研涂疼处。

又治风眼老眼，眼边赤烂，迎风流泪，将锭子甜水化开，重汤炖暖，临睡时闭目洗两眼边角，神效。

又治马生骨眼，点马眼角立效。每两纹银五分

灵异膏

此膏专贴一切疮疡，如折伤皮肉，溃烂肉成疮者。如形杖之后而成疮者，如妇人乳头，因小儿吮破而成疮者，如是等疮，俱可贴之。此膏能凉血解毒，消肿定痛，逐瘀生肌，长肉收口，屡贴屡验。每用少许，贴于患处神效。每两纹银一钱五分

紫金锭

一名玉枢丹，一名万病解毒丹，一名神仙太乙紫金锭，一名八宝玉枢丹。一名万病回春丹，解诸毒，疗诸疮，利关窍，治百病，内可以服，外可以敷，随症调引，起死回生，真为卫生至宝。治一切饮食、药毒、蛊毒、瘴气恶菌，河豚吃死，牛马驰羸等诸毒。每服一锭，病重者，连服通利，二三次无妨，并用凉水磨服。诸蛊肿胀，大

麦芽汤下。痈疽、对口发背，无蛇头无右疔肿等诸恶疮、风疹、瘾赤肿未破时，及痔疮，并用无灰酒磨服，再用凉水调敷，日夜各数次，觉痒立消。已溃出脓血者，亦减分数。阴阳二毒，伤寒心闷，狂言乱语，胸膈壅滞，邪毒未发，证宜下者，又瘟疫喉闭缠风，凉水薄荷磨服。传尸劳瘵，用檀香汤磨服。心气痛或诸气，黄酒或姜汤磨服。久近疟疾临发时，东流水，桃柳枝汤磨服。赤白痢疾泄泻，肚腹急痛，霍乱绞肠痧等症，及诸痰症，并用薄荷汤磨服。男妇急中颠邪，喝叫乱走，鬼交、鬼胎、鬼气狂乱失心，羊儿、猪颠等风、中风、中气、口眼歪斜，牙关紧急，语言蹇涩，筋脉挛缩，骨节风肿，手足腰腿周身疼痛，行步艰辛，及诸痫证，并用暖酒磨服。自缢溺水死，心头暖者，惊死或鬼迷死，未膈宿者，俱冷水磨灌下。年深日久头痛、太阳痛者，用酒入薄荷叶，研烂敷，纸贴太阳穴上。牙疼，酒磨涂，及含少许，良久吞下。小儿急慢惊风，五疳五痢，脾病黄肿，瘾疹疮瘤，牙关紧闭，并蜜下，薄荷磨下，及搽，量儿大小，一锭作三五次服。妇人经水不通，红花煎汤送下，孕妇脾泻勿服。打破伤损，油松节黄酒磨服。汤火伤，东流水磨涂。恶虫、风大所伤，冷水磨涂，淡酒磨服。牛马六畜中毒，亦以此救之。

按：斯丹品味，皆解毒却病，卫生之圣也。名之曰玉曰金，冀其惟珍、惟宝。凡缙绅赴任，将帅行兵，士商外出，贫富居家，及游燕都山郏，闽浙川广云贵等者，俱宜携之，以自卫兼转赠以卫人，制以备急。阴功岂浅显哉？有志于济世卫身者，当留意焉。

每两纹银四钱

三黄宝蜡珍珠散（缺）

仙传一贴膏

此膏昔遇异人所传，贴之种种神效，专治男妇五劳七伤，诸虚百损，及跌打闪伤，骨断筋折，闪腰岔气，瘀血凝滞，并风寒暑湿所伤，以致筋挛骨痛，腰背酸疼，脚膝软弱，步履艰难，麻木不仁，瘫痪不遂，鹤膝风症，或阴毒附骨，流注作痛，但皮色不变，漫肿无头等症，俱贴之，未成即消，已成则转阳易治。若贴脐下，男能固精、壮阳、多子，治梦遗滑滞，下寒疝气，女能调经，暖宫种子，消瘀血，治崩止带，但男女一切诸痛诸疾，俱有神效。

瘫痪偏枯，随症左右，贴软腰穴，及背心并跨骨处，余皆贴患上痛处，神效。

每贴纹银一钱

生肌膏

不论大小诸毒，痈疽疔疮，已破未破，俱宜贴之。初起，日换一贴，将收日，不宜常换。此膏大能解毒消肿，溃腐生肌，未破者即消，已破者易饮功效，常不能尽述，膏有大小，量其疮口贴之。

□□□□

神仙矾蜡丸

专治痈疽发背，肩脊脑疽，大小诸毒，新旧疮疡，诸漏肠痈，肺痈乳痈，结毒顽疮，粉瘤痰核，不论远年近日，诸疮恶毒，腐烂脓血，疔紫难溃，经年不愈，久不收口者，无不治之。此药能固脏腑，保获脂膜，消肿止痛，去腐生肌，化疔败毒，大有神效。每服一二钱，温黄酒送下，白滚水亦可。日进二三次，肺痈蜜汤下，忌发物。

每两纹银八分

内消瘰疬丸

瘰疬者，经所谓结核是也，或在耳前后、或项下、胸腋间，累累如珠，或痛或肿，坚硬不化，此药主之。每日临睡低枕，用白滚水送下一钱五分，就卧。一时未溃内消，溃者自愈。忌气恼、忧思。每两纹银八分

封脐暖肚膏

专能温脾胃，暖丹田，止久泻、久痢，风寒入肚，腹内冷痛不止，用此膏封脐上，神效。孕妇勿贴。每贴纹银二分

金不换万应神仙膏

专治五劳七伤，遍身骨疼痛，腰脚软弱。贴两膏肓穴，两肾俞穴。痰喘气急，咳嗽，贴肺俞穴、华盖穴、膻中穴。左瘫右痪，手足麻木，贴两肩井穴、两曲池穴。男子遗精白浊，妇人赤白带下，经脉不调，血山崩漏，贴两阴交穴、关元穴。泻痢日久，贴关元穴。

疟疾男子贴左臂，女人贴右臂自止。

腰痛贴命门穴。

小肠疝气，贴膀胱穴。

心气疼痛，贴中脘穴。

走气疼痛，贴两章门穴。

寒湿脚气，贴三里穴。

一切无名肿毒，疬疮廉疮，杨梅顽疮，跌打损伤，痞块积聚，滞气疼痛，冷振风吹，门腰岔气，寒湿留火等症，不必寻穴，皆贴本病患处即愈。　每贴纹银三分

臁疮膏

夫臁疮者，或内因湿热下流，或外受风湿成毒，或蚊咬皮肤抓破，成臁以致两臁红肿，黑色溃烂至骨，或脓或血，或流毒水臭味难闻，痛痒无休，诸药无效，经年不愈。此膏贴患处，专能疏风，渗湿拔毒活血，定痛止痒，去腐生肌，易于收敛，不论远年近日，并皆治之，大有奇功，不能尽述。忌酒色劳碌发物。　每贴纹银五分

神效白膏药（又名鱼儿膏）

治痈疽发背，对口疔疮，乳痈疽毒，湿痰流注，积年痔漏，附骨疽疮，鱼口便毒，杨梅结毒，日久顽疮，疥疮棒疮，裂口冻疮，一切无名肿毒，初起贴之立消，已成贴之即溃，拔毒排脓，生肌收敛，神效。

红玉膏

专贴梅疮、顽疮、结毒臁疮，不论大小诸毒通用。此药能去腐生肌，定痛消疼，止痒消肿，化疔解毒。每用少许，摊黑膏药中心或摊纸上，贴患处。有疔者，一日一换。无疔者，二三日一换。　每两纹银一钱

夏枯草膏

夫瘰疬之症，起于少阳之经，皆气血积热而成，大抵由厚味气怒，抑郁不得舒悦而成。结核结久不散，或在胖项胸前，累累连结成串，而溃烂不能收口，脓水淋沥，可为终身之患，即鼠疮是也。今制此膏，其味辛苦，大能散结除热，能消瘰疬瘿瘤，宜通气血，久久服之，大有奇效。如有结、核瘿疬、瘿瘤之症者，不可一日不服此

膏。日进两三服，每用十数茶匙，白水调服。忌鸡、鱼、羊、肉、猪首、椒姜，厚味怒恼。　每两纹银八分

绿云膏

治痈疽发背，对口恶疮，鱼口便毒，杨梅结毒，疥疮杖疮，裂口冻疮，瘰疬鼠疮，伤手臁疮，妇人乳疮，小儿痘毒。此膏贴之，大能拔毒渗湿，疏风活血，去腐生肌，未破即消，已破易敛，其效非常，不能尽述。　□□□□

阿魏化痞膏

专贴小儿痞疾，妇女癥瘕血块，及大人五积六聚，气滞食积，肚腹胀大，疼痛等症。先将病处用温水洗净，然后将膏药烤暖贴患处，每日空心临睡，用暖手将疾病处操百转，其腹微响动，鼻闻药气为验。每一贴数日一换，再兼服药为妙。　每贴纹银八分

舒筋活血定痛散

此药舒筋活血，益气壮阳，健筋强骨，治风吹冷，振寒湿脚气，腰疼腿酸，四肢

疼痛，虚寒不足，百节酸疼，专门跌打损伤，高坠落马，伤筋动骨，瘀血不散，留聚疼痛，及诸虚无力麻木，痿软，一切折伤等症，无不神效。每服二钱，暖黄酒送下，白滚水亦可。病在上，临睡服。病在下，空心服。上下俱痛，早晚二服，忌风寒、烧酒、房劳。　　每服纹银三分

生肌散

凡疮毒破后，难于收口者，有气血虚弱，而不能生肌者，有失于调养，敛而复溃者，种种不一。予遵古方合生肌散，敷于患处，上用生肌膏贴之，最能去腐解毒，生肌长肉，不数日其口易敛，功效如神。忌羊肉、猪首等，一切发物，戒房欲。　　每钱纹银五分

如意金黄散

治痈疽发背，诸般疔毒，跌扑损伤，湿痰流毒，大头时肿，漆疮火丹，风热天泡，肌肤赤肿，干湿脚气，妇女乳痈，小儿丹毒，凡外科一切诸般顽恶肿毒，随手用

之，无不应效，诚为疮家良便方也。用茶卤调敷肿处，或葱汤同蜜搽。

每两纹银五分

七厘散

专治跌打损伤，闪腰岔气，伤筋动骨，坠车落马，瘀血凝结，疼痛难忍者，非此药不能救，真乃损伤门第一方也。

每服纹银一钱

飞龙夺命丹

治一切无名肿毒，疔疖疽疡，或痈疽发背，或对口乳痈，邪毒内攻，肌肉红肿，甚至肢体厥逆，筋脉拘变，或呕吐神昏，寒热情乱。此丹，如未成毒者，服之即散，已成毒者，服之立愈。以葱白三寸，嚼烂，吐于手心，男左女右，将烂葱裹药三五七粒，黄酒吞下，尽醉为度，以被覆取汗。患在上者，食远服。患在下者，空心服。

每丸纹银一分

黄玉膏

此膏专贴一切诸般疮疡，其色或紫或黑肿痛，腐烂不愈，或不生浓，或不收口，疼痛不止，此皆毒盛火盛之所至也。此药清热解毒，消肿定痛，化腐生肌，每用少许，摊黑膏中心，或摊净绵纸上亦可，其效非常。每两纹银一钱

黄花油

专治火烧燎泡，水烫秩熨，火毒内攻，急敷此油。清火去毒，生肌拔脓，其效非常，功难尽实。每两纹银五分

瘰疬千捶膏

夫瘰疬者，经所谓结核是也，或在耳前，或在耳后，延及颈项下，连缺盆累累连结，皆为瘰疬。此病起于少阳，一经日风日热，日久流注，以致气血两虚，怀抱抑郁，饮食少思，或日脯发热，或溃而不敛者，用此膏贴之，数日一换，善能拔毒，消肿敛脓生肌，瘰疬中圣药也。忌烟酒、厚味、忿怒、忧思。每贴纹银二分

夹纸膏

此膏专贴伤手疮，内臁外臁，蝎螯蚊咬，皮肤溃烂，湿热肿破，痛痒无休，或脓或血，或流毒水，经年不愈，诸药枉效。用此膏贴之，能渗湿拔毒，活血去腐，生肌

肤，除痛痒，易于收敛。如贴此膏，先用米泔水洗净，后用此膏贴之，无不神效。忌猪首、鸡、鱼、羊肉辛热之物。　每贴纹银一分

黄连解毒丸

专治三焦积热，传入血分，散及皮肤，发为红肿，大则为痈为疽，小则为疖为毒，红肿痛痒，无名肿毒，热如火潦，烦躁不宁，五心发热，消渴饮水，谵言妄语，咽喉肿痛，牙根出血，口舌生疮，糜烂臭秽，耳底肿痛，暴发火眼，吐血衄血，大便燥结，小水赤黄，一切积热成毒等症，并皆治之。每服一二钱，茶清送下。忌烟酒、椒姜辛热发物，孕妇勿服。　每两纹银六分

疥疮合掌丸

五疥者，干湿脓砂虫也。五脏蕴毒而发，皆因血分热燥，风毒克于皮肤，多挟湿热而成其症，痛痒不已。每用药一丸，合掌火上烤热，鼻吸药气，擦患处，再以火烤患处，每日一二次。忌食发物、动火之物。　每丸纹银一分

连翘败毒丸

专治三焦积热，风毒、无名肿毒，诸般疮毒。初起憎寒发热，四肢倦怠，内热发干，鼻寒头眩，大小便秘结，及遍身大风疮、小风疮、疥癣瘾疹、痒痛无休，并皆治之。凡外科以成易溃，未成易消。此药大能发表攻里，清热散风，行瘀活血，消肿解毒，疏通脏腑，功效甚捷。每服一二钱，茶清或白滚水送下。毒在上半身，临睡服；在下，空心服。或早晚进二服亦可。孕妇忌服，戒发物、烟酒。　每两纹银四分

梅花点舌丹

专治诸般疔疮，一切恶毒，痈疽发背，形恶肿毒疮疡。初起，一服即散，已成，服之即有头顶，成脓易溃。每服一丸，先饮水一口，随即用一粒，点舌尖上，待口内麻为度，再用无根水送下，汗出为效。忌荤腥、生冷、油腻之物。　每丸纹银三分

拔毒散

此药拔毒消肿，止痛消瘀，退热凉血，丹毒热毒，无名肿毒，敷之立验。未成者，敷之立消，已成者，过围敷之，留中心毒顶，易溃匝脓，大有神效。每用药末，

不拘多少，用茶卤调稀上患处，药干时，用茶卤勒扫，令热毒气出，其毒自解。

每两纹银六分

癣药

凡癣，皆因风毒邪热客于皮肤之间，以致遍身走散，痛痒不已，或肌如瘾疹，或圆或斜，经年不愈者，用此药调搽。不论干癣、湿癣、苔癣、风癣，皆能治之。此药去风止痒，消毒却虫，每手先搔患处，后以药搽上三四次，自愈。

每钱纹银三分

白玉膏

专治一切大小诸般疮疡，结毒粉毒，疳蛀烂臁，痈疽顽疮，疔黑紫腐，久不收口，臭烂不愈，每用少许，摊黑膏中心，或摊净绵纸上，贴患处，疔腐自化，条条片片，粘连即下，长肉，生肌，收口，神效。

每两纹银一钱五分

离宫锭

专治诸毒恶疮，初起焮赤，皮肉不变，漫肿无头，疔毒疥癣悬痈热毒，并一切蛇蝎恶虫所伤者，俱用凉水磨如黑，以笔蘸药涂之，无不神效。

每两纹银四钱

贴青散

此药专能活血逐瘀，散青消肿一切跌打损伤，青肿疼痛，和飞罗面，高醋调敷，或用鸡蛋清调敷亦可。　每钱纹银二分

神效一笔钩（又名白锭子药）

此锭专治疔疮发背，脑疽乳痈，一切大小恶疮，病重昏愦，多必不痛，或麻木，或发热。用凉水磨此药涂之，不起发者即发，不痛者即痛，未成者即消，已成者即溃，真有回生之功，乃恶疮中之至宝也。　每两纹银四钱

铁箍散（又名诸毒围药）

此药专治一切无名肿毒，初起无头，红硬如石，乍寒乍热，疼痛难忍者，此药用陈醋调围患处，未成者立消，已成者亦能散毒出脓，不用刀针，妙应如神。　每两纹银一钱

红绵散

能治肝经火盛，风邪上攻。或忿怒过度，以致津液壅滞，停耳生脓，发热肿痛，

堵塞胀闷，日流黄水，湿痒不已。先以绵杖搌干脓水，另将翎筒或竹吹药至耳底，极效。忌动火之物，戒气怒。

每钱纹银八分

汤火药

专治一切火烧水烫等，疮火毒伤于皮肤，或肿痛溃烂，浸淫脓水，疼痛难忍，皮肉不能收敛者。将此药用茶卤调涂，敷于患处，干则再上，日上数次，极能拔毒。定痛生肌长肉，易于收敛，其验非常。忌羊肉、猪首等一切发物。

每两纹银一钱

黄水疮药

治脾经风热湿毒，发于头面，常生小毒，如粟米大，常流黄水，浸淫溃烂，疼痒无休。用此药敷之，如少干，用灯油调敷，日上二三次，即愈。

每两纹银二钱

坎宫锭

治诸毒初起，焮赤肿痛，丹毒、热毒、无名肿痛，敷之立验。如痔疼痛不可忍者，以此药涂三五次即愈。此药能拔毒，消肿止痛，去瘀退热凉血，每用凉水磨化，以笔涂药，涂于患处。

每两纹银四钱

蟾酥锭

专治痈疽发背，无名肿毒，诸般恶疮，疼痛肿硬，及一切蝎螫蛇咬，夏月毒虫，湿气疼痛不止者，俱用凉水磨化，涂擦患处，神效。每两纹银四钱

解毒万灵丹

此疮不知扶正伐邪之法，欲求速效，妄投霸治，或用顶串升降吞服，或用朱粉胆绿熏点，虽则旬日有验，不知毒气攻脏经络，邪秽潜伏脏腑，或食发物，或遇房劳，旧病复起，杨梅结毒，或鱼口便毒，皮肤作痒，小水涩淋，其形红肿，坚硬疼痛，大小不等，筋骨尽痛，毒冲脑肩，骨化鼻崩，散蔓四肢，酿成结毒，甚至毒流胎孕，殃及妇女，遗祸子孙，种种为害，宜服此药，百发百中。每服一两，服至一七，筋骨轻健，服至二七，瘀肉尽消，服至三七，诸毒除根，真乃外科门中第一方也。每服纹银三钱

利马锥

专治骆驼驴骡马匹，一切厌伤、皮肉破烂等疮，用之易于长皮收口，神效。

每两纹银一钱

遗补门

万病急救丹

治中风中气，口眼歪邪，牙关紧急，语言蹇涩，筋脉挛缩，骨节风肿，手足腰腿周身疼痛，行步艰辛，及急中颠邪，喝叫乱走，鬼交，鬼胎，鬼气，狂乱失心，羊儿诸颠等风。俱用一丸，研末，暖黄酒送下即愈。

中暑，腹痛转筋，霍乱上吐下泻，绞肠痧等症，用一丸，研末，温姜汤送下。

中寒，时行瘟疫，初起伤寒，四时感冒，头疼眼胀，身热发烧，遍身疼痛。用一丸，研末，热姜汤送下，出汗即愈。

痈疽发背，对口疔疮，无蛇头无名肿毒，诸般恶疮及痔疮初起，用一丸，研细末，凉水调敷患处，内服一丸，黄酒送下即愈。

一切饮食药毒、蛊毒、瘴气，误食河豚、死牛马等毒，用一丸，研末，凉水送下。

蝎螫蛇咬，夏月诸虫蜈蚣等毒，用一丸，凉水调涂患处。

赤白痢疾，里急后重，噤口等痢，用一丸，研末，薄荷汤送下。

年深日久，偏正头风，太阳疼痛者，用一丸，研细末，黄酒调涂太阳上即止。

风火牙疼，用半丸，研细末，黄酒调涂，内服半丸，酒下即止。

九种心胃疼痛，用一丸，研末，淡姜汤送下。

新久疟疾，用一丸，研末，东流水煎桃柳枝汤送下。

小儿急慢惊风，五疳五痢，脾病黄肿牙，关紧急等症，用半丸研末，姜汤送下。

女子经水不调，妇人产后恶路不净用，一丸，红花煎汤送下即行，惟孕妇忌服。

跌打损伤，闪腰岔气，坠车落马，伤筋动骨，瘀血不散，凝结疼痛，用一丸，研末，黄酒送下。

每丸纹银三分

小儿宁嗽丸

专治小儿肺虚久嗽，痰涎壅盛，呕吐喘满，口燥舌干，声重音哑，鼻流清涕，发热烦躁，睡卧不宁，饮食减少，面目浮肿，一切肺经不清，痰热久嗽之症，及感冒之后，余热不清，咳嗽不止者，并皆治之。此药大能清肺定喘，止嗽化痰，解热宽中，宁烦润燥，大有奇功，妙难尽述。每服一丸，四五岁者服二丸，用秋梨煎汤化下，滚白水亦可。忌油腻、面食、煎炒食。乳者乳母忌一切动火之物。每丸纹银一分

双解香苏丸

专治四时感冒风寒，停食积滞，胸膈饱闷，呕吐恶心，头眩头疼，腹痛腰酸，憎寒壮热，手足战慄，咽嗌不利，肌节酸疼，或口中发苦，或鼻孔出火，惟此药最能清火散寒，快膈宽胸。每服二钱伍分，不拘时，姜汤送下。每两纹银伍分

镇惊锭

治小儿急慢惊风，痰涎壅盛，咳嗽发热，胎惊内吊，惊恐多啼，夜间恍惚不宁，山根青色，唇口眉眼频闭，瘈病发搐，反躬窜视，昏闷不清，牙关口噤，手足瘛疭等症，但能开口灌下，无不效应。此药截风定搐，镇肝安神，宁心化痰，大有神效。每服一锭，薄荷汤研烂化服，看儿大小、轻重，加减用之。忌风寒、惊吓，减用乳食，大人忌厚味热物。每锭纹银三分

导痰小胃丹

此药上可取膈上之湿痰，下可取肠胃中之积痰，每服二三分，或早或晚，一日用一服，淡姜汤送下，量人虚实加减丸数。但中病而已，不可多用，恐伤胃气，治一切痰滞痰痞流入肠胃，绞痛不已，痰气上攻，头目眩晕，头痛头风，痰在膈上，哮吼喘急，呕哕吐逆，不食胀满，烦闷，漕杂吐酸。凡一切痰饮为患，俱用姜汤送下，便下恶物即愈。痰兼火盛，用茶清送下，虽十数年痰滞痞块，不过十服即见奇效。及壮人中风不语，瘫痪初起，淡姜汤送下，少时即能说话，孕妇勿服。

每两纹银六分

扶阴降火丸

专治脏腑火盛，郁热伤阴，则骨蒸寒热，或为咳嗽声哑，或为痰中见血，或为咽喉肿痛，口舌生疮，面目赤肿，小水赤黄，五淋白浊，梦遗盗汗，怔忡恐怖，眼目赤肿，大便燥结，消渴饮水，火极生毒，一切阴亏火胜之病，此药主治。壮盛之人，每服一二三钱，白滚水送下。虚弱之人，每服五七分，可退即生上部火，临睡服。下部火，早服。孕妇勿服动火之物。

每两纹银六分

参圆百果仙胶

此胶专治真元亏损，精神短少，身体羸瘦，面色无光，肌肤憔悴，小便无度，阳事痿弱，举而不固，肾冷胞寒，阴襄冷汗，腰腿酸疼，手脚麻木，憎寒毛耸，饮食无味，不耐饥寒，下元虚惫，如是等症，皆损伤精血，真阳不足之故耳。久久服之，培元阳，助精神，润肌肤，悦颜色，耐饥寒，强筋骨，生精髓，多子嗣，充百脉，壮五脏，一切诸虚百损、五劳七伤之症，大有奇功，不能尽述。兼妇人子宫尽冷，不受孕育，乃胎寒血凝白带等症，每早晚不拘多少，用黄酒送下，滚白水亦可。

每两纹银四分

济婴丹

专治小儿饮食不调，过食甘厚味、油腻面食，停滞不化，以致呕吐恶心，胁肋胀满，肚腹疼痛，夜卧不宁，发烫，饮水滞热，发烧，鬼饭疙瘩，及赤白痢疾，大便泄泻，溺如米泔，一切汤食、滞热等症，并皆治之。每服一丸，淡姜汤送下。忌荤腥、面食难克化之物。

每丸纹银分半

神仙济既丹

此药滋肾水，降心火，聪耳目，开心益智，添精补髓，强阴壮阳。久服此丸，则水火济既，阴阳和合，气血调匀，返老还童，发白再黑，真有神仙济既之功。服此丸不可间断，每服三钱，白滚水送下。

每两纹银六分

蝉酥丸

专治诸般疔毒，一切无名恶毒，形恶疮毒。初发脑疽发背，附骨疽等症。每服一丸，温水送下，冬月葱酒送下。病甚者服二丸，忌发物。凡疔疽毒疮无头者，服之便有头项。麻木肿硬不知疼痛者，服之便觉痛痒。未成者服之内消，已成者服之易溃，重者变轻，危者立安，此药治疔毒之仙方也。

每丸纹银三分

永安堂丸散膏丹藥目

永安堂主人敬識

永安堂藥目

永安堂老藥鋪發賣各省地
道生熟藥材誠修飲片炮
製諸門應症丸散膏丹眞
實藥室照行發兌寓北京
崇文門內東四牌樓東坐
南朝北有冲天招牌便是

惟巽成橋水療風疾以永安用揭數

言於端並陳諸品如左

乾隆甲子歲履端月　　穀旦

永安堂主人敬識

永安主人

永安堂虔修諸門應病丸散膏丹總目

風痰傷寒門

補益虛損門

河車大造丸　長春廣嗣丹　五子衍宗丸
補益蒺藜丸　青娥丸　瓊玉膏
打老兒丸　保元丸　人參固本丸
千金封臍膏　甕頭春藥酒　斑龍百補丸
七味地黃丸　天王補心丹　七寶美髯丹
硃砂安神丸　法製六合散　右歸丸
益壽比天膏　加味狀元丸　眞人還少丹
都氣丸　十補丸　歸芍地黃丸
栢子養心丹　寧神定志丸　左歸丸
大補陰丸　法製黑豆　八珍丸
延齡固本丸　補益延齡藥酒　仙傳巨勝子丸
金櫻子膏　桂附地黃丸　十全大補丸
坎離丸　老奴丸　三一腎氣丸
五老還童丹　滋補大力丸　壬子丸

脾胃泄瀉門

太和丸　參苓白术散　太倉丸
健脾平胃丸　雲林潤身丸　開胃健脾丸
參苓白术丸　理氣健脾丸

飲食氣滯門

和中丸　交泰丸　遇仙丹
誠修消滯丸　木香檳榔丸　山查丸
八蠻散　阿魏丸　沉香化氣丸
九氣拈痛丸　神効截瘧散　六鬱丸
神應百消丸　調中四消丸　經驗理氣丸
利膈丸　木香導滯丸　開結枳實丸
神應七寶丹　雄黃解毒丸　木香分氣丸
爛積丸　化蟲丸　當歸龍薈丸
鬱金丸　交感丸　消瘻順氣散
山查內消丸　神仙萬億丸　加味左金丸

諸火暑濕門

涼膈散　清音丸　辰砂益元散
加味天水散

痰飲咳嗽門

二陳丸　沉香滚痰丸　礞石滚痰丸
清肺抑火化痰丸　法製半夏　參貝陳皮
清金止嗽化痰丸　滌痰丸　千金化痰丸
半夏天麻丸　除痰降火丸　滋陰寧嗽丸
法製陳皮　清氣化痰丸　二母寧嗽丸
竹瀝化痰丸　硃衣滚痰丸　寧嗽化痰丸
法製貝母　貝母二冬膏　百花膏
十灰散　沉香消化丸　四紅丹
太平丸　法製杏仁

眼目口齒門

杞菊地黃丸　琥珀還精丸　明目黃連膏

石斛夜光丸　固齒擦牙散　退翳廻光膏
明目地黃丸　洗眼碧玉丸　光明丸
洗眼蚕繭　歸參丸　玉容散
牙疼藥　白清胃散　齒痛氷硼散
洗面玉容丸　神効消蛾散　牙宣膏
紅清胃散　口瘡赴宴散　斑疹散
牙疳散　慈硃丸　馳名烏鬚藥
清心明目上清丸　明目蒺藜丸　祿袍散
撥雲退翳丸　黃連羊肝丸　撥雲散

婦女諸症門

胎產金丹　理坤回生丹　艾附煖宮丸
下乳湧泉散　調經丸　滋陰至寶丸
七製香附丸　婦科濟陰丸　女金丹
催生兔腦丸　四製香附丸　益母艸膏

婦科五淋丸　調經養榮丸　神効産靈丹
益母丸　千金止帶丸　佛手開骨散
勝金丹　養血安胎丸　八珍益母丸
孕婦金花丸　十珍香附丸　當歸內補丸
千金保胎膏　通經甘露丸　婦科烏金丸
坤順丹　回生丹　四製益母丸
産後烏金丸

小兒百病門

琥珀抱龍丸　羌活丸　普濟回春丹
金衣抱龍丸　千金保童丸　仙傳至寶丹
白玉丸　清金寧嗽丸　解肌寧嗽丸
小調中丸　小兒癩瘡禿瘡藥　七香丸
加味蘆薈丸　啟脾丸　金蟾丸
香蘊正胃丹　天一丸　牛黄鎮驚丸

燒針丸　神効五疳丸　五福化毒丹
秘製保嬰丸　珠砂丸　小兒七珍丹
小兒蚵蚾錠　醒脾丸　清胃保安丸
除痰清熱保幼化風丹　小兒一捻金　眞色五花丸
小兒香橘丹　加味肥兒丸　鷄肫丸
九寶丹　導赤丹

外科損傷門

黎峒丸　鹽水錠　靈異膏
紫金錠　三黃寶蠟丸　珍珠散
仙傳一貼膏　生肌膏　神仙礬蠟丸
內消瘰癧丸　封臍煖肚膏　金不換萬應神仙膏
臁瘡膏　神効白膏藥　紅玉膏
夏枯艸膏　綠雲膏　阿魏化痞膏
舒筋活血定痛散　生肌散　如意金黃散

七釐散
黃花油
黃連解毒丸
梅花點舌丹
白玉膏
神効一筆鉤
湯火藥
解毒萬靈丹

飛龍奪命丹
瘰癧千搥膏
疥瘡合掌丸
拔毒散
離宮錠
鐵箍散
黃水瘡藥
利嗎錠

黃玉膏
夾紙膏
連翹敗毒丸
癬藥
貼青散
紅綿散
蟾酥錠
坎宮錠

風痰傷寒門

昔人以風爲百病之長痰乃諸疾之源雖有中腑中臟之不同因氣因寒之各異而其爲患則有相因之勢故丹溪以爲濕生痰痰生熱熱生風其變不可勝窮其症莫能名狀攖斯疾者可不慎歟至感冒風寒尤宜細辨邪有輕重治分表裏倘或昧此本傷風也而以爲寒本傷寒也而以爲風見症既岐用藥鮮當其不至殺人者幾希本堂於中風痰飲傷風

傷寒等症既詳註其病源復標明其治法對症選用貴乎早治日久筋骨攣直屈伸不便定爲殘疾人也四方君子倘能按症取服有何患疾之不瘳哉

牛黃清心丸

中風之症暮年者多中年者少蓋緣精血耗損不能榮養筋骨雖貧或因體厚形盛氣衰內伏濕痰外邪乘虛卒然仆倒不省人事既而受病當救其急以牛黃清心丸爲主此藥治中風痰厥昏暈不省口禁痰喘手足抽掣五癇僵仆顛狂二症總有風痰久鬱於內正氣先虛邪又極盛一時頓作或踰墻上屋打物咬人裸體罵詈不避親疎癡笑唱哭語言不論左顧右盼如見鬼神經年不愈或時作時止者並宜服之能鎮驚安神化痰清火順氣祛風養心和脾每服一丸薑湯化下中風牙閉緊閉薑汁調此藥搽牙關即開再用薑汁調化一丸服或灌下諸癲癇瘋邪早晚竹瀝薑湯化下孕婦勿服

每丸紋銀一錢

神效活絡丹

大凡祛風散火、去其標、活絡調元、治其本、此丸專治男婦中風左癱右瘓口眼歪邪、半身不遂、肩臂麻木、腰膝疼痛、行步艱難、筋骨拘攣、目眩頭葷、手足浮腫、耳聾耳鳴、項強背痛、不能俛仰、服之驅風散火、益氣養血、舒筋強骨、活絡調元、每服一丸、煮酒調服、或用一丸泡酒常服極妙

每丸紋銀一錢

神仙換骨丹

半身不遂、口眼喎斜、手足不仁、言語蹇澀、或痛連骨髓、或痺襲皮膚、或中急風、涎潮不言、精神昏憒、時吐痰沫、腰膝無力、行步艱難、濕痰流注、經絡閉塞、肢體偏枯、一臂骨瘦、筋脈拘攣、左癱右瘓、一切風癇暗風等症此藥除濕豁痰、疎風利氣、舒筋活血、健步強腰、能令手足屈伸、言語舒暢、肢體痛變、百節遂和、舉步如飛、其效如神、每服一丸、以硬物擊碎、溫酒半盞浸、以物蓋、不可透氣、食遠臨卧送下、衣蓋當自出汗即瘥、孕婦勿服

每丸紋銀三分

蘇合香丸

夫風者百病之長也、其症有四、一曰偏枯、半身不遂、二曰風痱、身無疼痛、四肢不收、三曰風懿、奄忽不知人也、四曰風痺、諸痺類中風也、此古人論中風之意如此、及近代劉河間、李東垣、朱彥修三子所論、因火因氣因濕、始與古人相異、余觀之古人言其標、三子言其本、夫醫之於病、標本明而用治當矣、遵古方製蘇合丸、專治男婦中風中氣中痰中祟、牙關緊閉、口眼歪斜、不省人事、如見鬼神、卒暴心疼、鬼魅瘴瘧、小兒急慢驚風、婦人產後中風、赤白痢疾、一切急暴之症、最能順氣化痰、並有神効、大人每用一丸、小兒半丸、以生姜自然汁化開、擦牙關、另煎姜湯調藥灌下　每丸紋銀一錢

手拈丸

專治寒中太陰、中脘疼痛、遇寒即發、時痛時止、嘔吐痰水、作酸痞悶、不思飲食等症、每服二錢或三錢、食遠淡醋湯送下、或滾白水送下亦可、忌生冷煮麪等物　每兩紋銀六分

通關散

凡遇中風、中氣痰厥、喉閉、不省人事、牙關緊急、湯水不下、難於進藥、急以通關散有斬關奪命之力、每少許吹入鼻中、無嚏不可治、不必論矣、待有嚏可治、方用牛黃清心丸、蘇合香丸、延齡愈風丹之類、隨症酌用、貴乎早治、萬無一失、不然定有性命之憂也、慎之慎之

每錢紋銀一錢五分

祛風天麻丸

大抵手足麻木、肢節僵疼、即是中風之由、乃血虛不能榮筋也、當以預防為主、諺云能醫已成之病、不若治于未病之先、設使濕熱生痰、內邪伏藏、倘或腠理不密、外邪乘虛、內外相搏、中風豈可免乎、凡遇四肢緩弱、麻痺不仁、頭目眩暈、口眼喎斜、語言蹇澁、肌膚顫動、背脊發痒、狀如虫行、咽喉轆轆、耳內鬨鳴、大便結燥、小便淋瀝、但見是病、早服此藥、兼服竹瀝枳术丸、健步虎潛丸等、選用收功、庶無左癱右瘓之症、每服二錢、早晚溫酒、白湯任下

每兩紋銀六分

透骨鎮風丹

此方乃異人所授、千金不易、不可輕視、專治三十六種風、七十二般氣、諸虛不足、筋骨軟弱、脾胃虛寒、冷振風、吹腰痛、背痛、筋痛、骨痛、四肢體痛、經年舉發、或鉄打損傷、傷筋動骨、久痛不止、及麻木無力、癱瘓、大虛、半身不遂、不能動履等症、每服一丸、臨卧時用煖黃酒入生姜汁、四五茶匙、調服、蓋被宜煖、微出汗為度、此藥疎風活血、益氣壯陽、健筋強骨、治虛寒風濕、腰痛腿疼、百發百中、妙難盡述、　　每丸紋銀二分

寸金丹

專治男婦老幼中風、中寒、中暑、中氣、口眼歪斜、牙關緊急、不省人事、或內傷生冷、外感風寒、頭疼發熱、骨節痠疼、咳嗽痰實、鼻流清涕、胸膈脹滿、不思飲食、或出外不服水土、心腹疼痛、嘔吐痰水、或受山嵐瘴氣、瘧疾、泄瀉、婦人產後昏迷、惡露不盡、小兒急慢驚風、以上諸症、俱用淡姜湯送下、每服一丸、小兒半丸亦可、　　每丸紋銀一分

健步虎潛丸

人患步履艱辛、類于中風、緣少年縱慾傷精、勞役傷氣、事縈傷神、精氣神耗散、一虛百損、腠理不密、風寒乘虛而入、以致口眼喎斜、身體酸疼、四肢麻木、或爲癱瘓、半身不遂、下部痿弱、腳膝無力、語言蹇澁、痰涎壅盛、皮膚瘙癢、眉稜骨痛、背後如氷、此皆痰之所至、遵古方製虎潛丸、虎一身之威力、潛于筋骨、人之腎主骨而司精、精弱則骨痿不能動側、借脛骨之力、壯人之筋骨、强健身體、名曰虎潛、此藥健步輕身、益元固精、添精補髓、服之無不效驗、爲世代之良方也、每服二錢、空心鹽湯或溫酒任下、

每兩紋銀六分

二聖救苦丹

專治非時瘟疫、類似傷寒、增寒壯熱、遍身疼痛、四肢酸軟、項背拘急、頭目眩暈、面赤喉腫、昏曠沉睡、狂言譫語、咳嗽喘急、痰涎壅盛、大便閉結、小便不通、無論過經傳經、並皆治之、每服四五十丸、生菉豆湯送下、汗出爲效

每兩紋銀四分

靈寶如意丹

一治傷寒或一二日或三四日不論傳經不傳經風寒咳嗽○一治初起惡瘡五疔惡毒等症以上俱用葱鬚姜黄酒熱服取汗○一治腫爛太甚用津液研二丸塗疔上再將黄酒送下一服即愈○一治疔或走了同前黄酒服腰挑破疔頭者用藥一丸入內用膏藥貼上腫自消○一治諸瘡破者黄芪金銀花湯下○一治瘟症疹子不出葱姜黄酒送下○一治瘧疾草菓檳榔湯下○一治胃寒氣冷姜湯下○一治咽喉腦膈疼痛桔梗柹蔕湯下○一治蟲症心胃疼痛檳榔湯下○一治中風不語姜湯下○一治口眼歪斜手足麻木姜黄桂枝湯下○一治腿脚疼痛桑寄生牛膝湯下○一治白痢吳萸湯下○一治紅痢銀花湯下○一治禁口痢石蓮子湯下○一治瀉痢黄連湯下○一治水瀉車前子湯下○一治飢飽勞碌沙參湯下○一治忘前失後石菖蒲湯下○一治四肢無力牛膝湯下○一治水蠱葶藶湯下○一治氣蠱木香蒂湯下○一治痄顋嚙化一丸○一治酒毒陳皮湯下○

不通蠻水下、○一治偏墜小茴香湯下、○一治小便尿血○一治白濁下淋葱鬚湯下、○一治顛癇卽風迷姜湯下、○姜湯下、○一治鬼迷鬼魔鬼叫桃仁湯下、○一治初熱出汗白糖湯下、○一治轉筋霍亂木瓜湯下、○一治婦人胎熱清茶下、○一治懷孕過月不產風吹落的秫秫湯下、卽落、○一治產後血迷炒荊穗湯下、○一治子死腹中白芥子湯下、○一治產後腹脹厚朴湯下、○一治產後見神見鬼當歸湯下燒荊芥亦可、○一治小兒痘疹麥芽湯下、○一治蝎螫虫咬黃酒下、○一治牙疼姜湯下含一粒在患處亦可止疼、○一治跌打損傷墜馬不省人事黃酒或童便下、○一治楊梅初起姜黃熱服取汗再照樣進一服次用滾水下、○一治火燒湯泡服一服火毒不致內攻○一治小兒有積用一丸、○一治小兒乳積食積風寒驚唬等症無有不效並治一色辨不明之症服一服自愈俱用滾白水送下、

每錢紋銀二錢

搜風順氣丸

凡人年逾四旬，氣血將衰，失于保養，耗其精血，憂思過度，損其元氣，厚味醇酒，以致生火，火盛生痰，痰盛生風，則有左癱右瘓，半身不遂之症，必見矣。畧言病源，不能盡道其詳，當以預防爲主，遵古方製此丸，能順氣清痰，驅風散火，治男婦一切風氣，攻注四肢，骨節疼痛，肢體頑麻，口眼喎斜，語言蹇澁，筋脉拘攣，大便結燥，小便赤澁，宜服此藥，每服二錢，食遠茶清送下，温酒亦可。

每兩紋銀四分

靈應愈風丹

治男子婦人諸般風症，左癱右瘓，半身不遂，口眼歪斜，腰膀疼痛，手足頑麻，言語蹇澁，行步艱難，遍身瘡疥，頑癬麻風，皮毒瘙癢，偏正頭疼，打破傷風，流痰流火，筋骨攣拳，角弓反張，一切中風寒濕痺之症，每服十二丸，臨卧茶清化下，或温黄酒亦可。

每丸紋銀二分

豨薟丸

益州張公諱詠字乖崖進豨薟表畧云餐石飲水可作充腸之饌餌松含栢亦成救病之功是以療饑者不在于羞珍愈病者何方于異術倘獲濟世之方聊陳鄙物之形因換龍興觀掘得一碑内說修養氣術并藥方二件依方覔採其草有異金稜銀線素莖枝葰對節生枝採合宜用藥本尋常製法破繁但能久服效有殊功服至百服筋骨輕健耳目聰明服至千服精神培長語言清亮齒根堅固黑髮烏鬚又能益元氣療諸風殘四肢除麻痺服無倫效每服一丸早晚滚白水送下

每丸紋銀一分

本方青州白丸子

治男婦風痰壅盛嘔吐痰沫咳嗽痰涎哮吼喘急及小兒驚風潮搐大人口眼歪斜半身不遂等症凡初覺中風便可常服三五十丸淡姜湯送下永無風痰壅膈之患矣癱瘓溫酒送下咳嗽梨湯送下小兒驚風痰實薄荷湯送下

每兩紋銀八分

參蘇理肺丸

此藥專治肺經不清，一切痰喘，咳嗽不論四時感冒，傷風傷寒，發熱憎寒，頭疼無汗，鼻塞聲重，畏怕風寒，不思飲食等症，並皆治之，及經年舊病，咳嗽晝夜不息，春秋舉發，無時早晚，流清涕，痰涎壅盛，四肢無力，身體困倦，或內傷外感，寒熱風邪，饑飽勞碌，損傷肺氣，多致咳嗽，此藥主之，每服一二錢，如風寒咳嗽，淡薑湯送下，傷酒傷食，虛火咳嗽，但用滾白水下，茶清亦可，久嗽不止，梨湯送下，忌煎炒發厚味動火之物。

每兩紋銀四分

普濟通聖丸

專治四時不正瘟疫，傷寒頭疼，身熱憎寒，眼脹，口苦無味，惡心嘔吐，不思飲食，遍身骨節酸疼，壯熱憎寒，咽喉腫痛，咳嗽痰喘，夜臥不寧，或感冒傷風，鼻塞清涕，偏正頭風，麻木不仁，並濕熱風毒等症，每服一二錢，滾白水送下，小兒傷寒瘟疹，每服三五分，芫荽湯化下，時行瘟病，酸梅二三枚煎湯送下。

每兩紋銀五分

雙解通聖丸

治風熱鬱結氣血凝滯頭痛腰疼鼻塞聲啞遍身骨節疼痛痰涎清濁脾寒壯熱口苦舌乾咽喉不利胸膈痞悶寒火咳嗽腸胃燥澁大小便黄色不通及偏正頭痛牙痛耳痛腮頰腫痛遍身麻木疥癬瘡癩一切寒濕温熱之症每服二錢五分茶清送下

每兩紋銀四分

凉水金丹

專治傷寒已發未發頭疼眼脹遍身疼痛乍寒乍熱並鼓脹喘滿九種心疼傷食嘔吐噎膈轉食寒熱瘧疾大小便不通等症每服一丸俱用無根凉水送下惟疔毒發背惡瘡大毒用黄酒葱湯送下服藥後忌生冷油膩麵食等物

每丸紋銀二分

和解丸　每兩紋銀五分

專治傷寒傷風四時瘟疫頭疼身熱無汗、百節酸疼、舌乾口苦、增寒壯熱、鼻流清涕、咳嗽聲啞、寒火相急、並皆治之每服一二錢姜湯送下葱酒亦用、火盛茶清送下出汗為度兼治瘟疹疥癬及大小風熱瘡毒疙瘩等症服之解表發毒神効

神仙沖和丸　每丸紋銀一分

專治風寒感冒、頭疼身熱無汗腰痛脊強、遍身骨節酸疼增寒毛聳壯熱畏寒乍冷乍熱口苦無味每服一二丸不拘時細嚼薑湯送下傷寒葱湯送下出汗為度四時疫癘瘟症發癍癮疹已出未出芫荽湯送下鬼犯瘧疾薑湯送下傷風鼻塞頭眩寒火相急風寒咳嗽等症俱用茶清送下專治中風發熱項強拘急肩痛背痛四肢風痛破傷風等症俱用淡薑湯送下忌椒酒厚味戒食一二

代天宣化丸

運氣症治者所以叅天地陰陽之理明五行衰旺之機考氣候之寒溫察民病之凶吉推加臨補瀉之法施寒熱溫涼之劑古人云治時病不知運氣如涉海問津此丸藥味合五運六氣以各年所屬五行輪流為君專治時行疫癘傷寒頭疼口苦舌乾咽喉腫痛小水赤黃心火熾盛發癍瘾疹項強拘急牙痛耳痛腮頰腫痛及小兒痘疹初起夜卧不寧煩燥火盛之症皆可服之每服一錢小兒加減丸數用竹葉燈心湯不拘時送下

每兩紋銀二錢

保安萬靈丹

此丹專治癰疽疔毒對口一切無名腫毒疼痛紅腫無頭惡寒惡心風濕涇痰流注及偏正頭疼破傷風腫牙關緊閉不省人事抽搐如風並治四時瘟疫傳染傷風傷寒或疼骨寒壯熱等症每服一丸甚者服二丸姜湯送下瘡並破傷風用老酒化服以上俱發汗為度

每丸紋銀二分

醫癇無雙丸

此藥專治癇症其病之發也忽然仆倒在地悶亂無知口吐涎沫角弓反張目多上視手足搐搦筋急拘攣痰涎壅盛神志不寧小兒驚癇風搐大人暗風羊癲風癲發時如雷或作六畜聲者風邪鼓其氣竅而聲自變也其病有十月一發有一月數發皆可治之大人每服一錢早晚各進一服小兒量其大小加減丸數俱用淡姜湯兌竹瀝一二茶匙送下如病久氣虛者勿服

每兩紋銀八分

選料大靈砂丹

治風熱鬱結氣血蘊滯頭目昏眩鼻塞聲重痰涎清涕口苦舌乾咽嗌不利腸膈痞悶咳嗽痰實腸胃燥澁小便赤黃或腎水陰虛心火熾盛及偏正頭疼髮落牙痛遍身麻木疥癬瘡瘍一切風熱之症並皆治之每服一丸食遠或臨睡細嚼用茶清送下小兒半丸四時感冒傷寒無汗或葱或姜湯送下或葱酒送下傷風有熱白滾水送下火盛茶清送下瘟疫邪氣淡姜湯送下○按斯丹品味皆解毒去瘟疎風清熱發散升陽却病衞生之聖藥也凡士商外出貧富居家及遊山水俱宜自携以衞身兼可轉贈以衞生製以備急險功豈淺鮮哉

每丸紋銀二分

五積散丸

治中寒冷痛及感冒寒邪頭疼身痛腰背拘急惡寒嘔吐過寒腹痛或外感風寒內傷生冷過受寒濕迎於經絡身痛收酸及寒中少陰臍腹疼痛每服二三錢姜湯送下

每兩紋銀六分

史國公藥酒

治男婦左癱右瘓、半身不遂、口眼歪斜、手足頑麻、下部痿軟、筋骨疼痛、一切三十六種風、七十二般氣、并寒諸痛、及虛損勞傷、眞火不足、飲食不化、肚腹不調、十膈五噎、氣滯積塊、瀉痢痞滿、肚腹冷痛、男子陽衰、女人血虛、赤白帶下、久無子嗣、一切男婦虛損雜症、皆有奇效、每日早晚隨量飲之、入服自驗、

每觔紋銀一錢六分

理中丸

治中太陰、中脘疼痛、手足厥冷、臍腹冷痛、胃停寒痰、寒瀉、寒吐、虛寒諸痛、面色痿黃、脉息沉遲、如痞滿、胃寒、霍亂吐瀉、不渴、或過食生冷、肚痛、并脾胃虛寒、飲食不思、食物不化、或厥陰饑不能食、食即吐蚘等症、每服一丸、病甚者、服二丸、不拘時、姜湯送下、滾白水亦可

每丸紋銀二分

防風通聖丸

治風熱鬱結、寒火相激、頭目不清、咽喉不利、或疼或腫、發熱發赤、咳嗽痰喘、溲便淋閉、舌强口噤、譫言妄語、癱瘓麻木、癲狂驚悸、跌打損傷、疥癬癩癧、傷風傷寒、感冒瘟疫、時毒腫毒、初起癰疽、風刺癮疹、斑熱發紫、此藥皆表通裏、並皆治之、每服二錢、姜湯送下、　每兩紋銀四分

清瘟解毒丸

專治四時不正、瘟疫傷寒、頭疼身熱、脊强眼脹、口苦無味、惡心嘔吐、不思飲食、遍身疼痛、增寒壯熱、咽喉腫痛、咳嗽痰喘、夜卧不寧、或感冒傷風、鼻流清涕、偏正頭風、麻木不仁、山嵐瘴氣、每服一丸、淡姜湯送下、並濕熱風毒、疥癬瘡毒等症、俱用白湯送下、　每丸紋銀一分

治風百解發汗散

專治四時瘟疫傷寒、發熱頭疼、増寒壯熱無汗、眼脹口苦、舌乾、遍身沉重、骨節酸疼、及傷風鼻塞咳嗽、清涕、聲啞失音、一切寒火相急等症、每服二錢、姜湯送下、白水送下亦可、　每兩紋銀四分

太乙靈砂丹

專治風熱上攻胸中鬱結肺氣不清頭目昏眩鼻塞聲重口苦舌乾咽喉不利痰喘咳嗽遍身手足頑麻風熱作痒偏正頭疼口眼歪斜大便結燥小便赤黄一切風寒濕熱等症並皆治之能消風發散清頭目降火化痰攻風除濕大有奇功每服一丸臨睡細嚼姜湯送下

每丸紋銀一分

清眩丸

治諸般風熱上攻頭目眩暈偏正頭疼鼻塞不聞香臭傷風壯熱惡風脖項拘急酸疼不能回首及六經頭疼諸藥無功久不愈者服之神效每服一丸茶清送下忌動火之物

每丸紋銀一分

八馬平安散

此散利於出外遠行倉卒無藥用此救急專治初起感冒傷寒頭疼身痛、壯熱增寒口苦眼脹舌乾喉痛無汗煩燥並中暑霍亂暴卒心腸疼痛用藥少許男左女右點大眼角內以出汗爲度○如騾馬急症俱可用此藥點之無不神效孕婦勿點、

每錢紋銀二錢

虎骨木瓜丸

專治腰膝疼痛腿脚拘攣筋骨無力行步艱難或熱如火或冷甚如冰常怕風寒雖夏月不離綿絮或久經濕氣所傷或房勞飲酒無度以致肝腎有虧兩腿麻木腫脹疼痛時常舉發經年不愈者並皆治之每服一二錢空心白滾水送下如冬月及虛寒症者黃酒送下忌燒酒房慾、

每兩紋銀五分

補益虚損門

人之一身、惟精氣神三者、而以精足則氣旺、氣旺則神強、臟腑充實、榮衛調和、三者俱足、何病之有哉、今人賦禀罕得其平、或偏於陽而陰不足、或偏於陰而陽不足、甚至七情外感六慾内攻、斲喪太過、損傷真元、故必假藥以助之、補其虚而益其損、使血氣歸於和平、乃能形神俱茂、而疾病不生也、經曰聖人不治已病治未病、況既病而不治乎、本堂因取前賢屢試屢驗之方，遍質高明，訂正揀選藥品，敬謹修和，以備採用，倘能按症取服，未必非養生家之一助云。

河車大造丸

能補先天不足後天虧損形體瘦弱腰痛耳鳴四肢無力及諸虛百損五勞七傷並皆治之此藥培元固本參精注顏補丹田滅相火強壯陽殺九虫通九竅補五臟益精氣止夢遺遺心虛止盗汗健忘怔忡治男子精冷絶陽婦女胎寒血冷久服身輕體健延年增壽每服二錢空心溫酒送下滾白水亦可　每兩紋銀六分

長春廣嗣丹

此丸專治男子下元虛損久無子嗣陽痿不興興而不固腎寒虛冷遺尿不禁腰腿痠痛行步無力耳鳴眼花迎風流淚牙齒稀落鬚髮早白飲食難化面色無光畏怕寒冷不耐勞煩以上諸症皆先天禀受不足少年斵喪過度之所致也此藥培元固本益髓添精興陽種子增壽延年通暢百脉壯實五臟眞有長春廣嗣之力螽斯衍慶之功每服二三錢淡鹽湯送下白滾水亦可忌燒酒蘿蔔諸血　每兩紋銀二錢

五子衍宗丸

治男子禀賦虛弱元陽不足或少年耗損眞陰虧乏以致命門火衰腎氣冷憊不能育嗣所由來也此藥補煖丹田添精益髓調和氣血滋陰助陽健壯身體固本保元廣嗣延宗大有裨益每服三錢空心淡鹽湯送下或溫黃酒亦可戒蘿葍生冷

每兩紋銀六分

補益蒺藜丸

此藥健脾開胃生血養元補腎明目益氣固精强力壯志百病不生無病不治如常服之能壯一身筋脉骨節氣力增添精神培長多進飲食强力不勞行步輕健令人肥胖年老之人久久服之容顏如少小兒服之不生百病疳痞皆消早晚每服一二丸滾白水嚼爛送下或黃酒亦可忌燒酒蘿葍諸血房勞

每丸紋銀一分

青娥丸

治腎氣虛寒腰痛耳鳴腿酸脚軟步履艱難陽事痿弱小便淋漓頻數及小腹冷痛奔豚疝氣等症此藥溫補下元上生津液興陽固本養血滋陰生木火清金益水能補命門之火以健脾土多服能使髮白再黑齒落更生駐顏色壯精神常如少年故名青娥丸不拘男婦皆可服之每服錢半或二錢空心用酒或滾白水送下忌諸血蘿蔔燒酒　每兩紋銀四分

瓊玉膏

夫人五臟血腎臟精脾土者爲萬物之本精血充實脾土健壯則鬚髮不白容顏不衰延年益壽百病不生矣而膏中之藥地黃爲君大能滋陰生血損其肺者益其氣故用人參以鼓生發之元虛則補其母故用茯苓以培萬物之本白蜜爲百花之精味甘歸脾性潤且緩燥急之火四者溫良和厚之品誠堪寶重郭機曰起吾沉瘵珍賽瓊瑤故有瓊玉之名示人知所珍也每早數匙白水送下　每兩紋銀八分

打老兒丸

治諸虛不足勞傷過度五臟虛衰精虧血短氣弱神虛飲食難化或禀受不足或斲喪失調以致腰酸腿困多睡少食身體瘦弱遍身不強動轉多病耳鳴眼花迎風流淚牙落齒稀鬚髮早白陽痿不興興而不固小便遺溺下元虛憊如是等症再不服藥則容顏易老病欲多生矣今有一方做受眞傳名打老兒丸方中藥品亦非泛常其用十六味不寒不燥上尋無毒平和之藥能養五臟善治諸虛填精益血補氣安神多進飲食培元固本白髮再黑齒落更生滋陰壯陽令人多子有返老還童烏鬚黑髮之力益壽延年無老無病之功每服二三錢空心淡鹽湯送下白滾水亦可　　每兩紋銀六分

保元丸

治男子諸虛百損五勞七傷形體瘦弱面色不光精血虧損飲食難化腰酸腿痛氣弱神虛牙齒稀落鬚髮早白陽痿不固小便頻數遺精盜汗耳鳴眼花以上諸症皆因勞傷過度眞元不固之所致也今二方修

合名保元丸其中藥品皆保固真元壯實百脈滋榮衛養氣血添精髓煖丹田建脾胃安五臟功效非常每服二三錢空心淡鹽湯送下白水亦可　每兩紋銀一錢

人參固本丸

此藥專治諸虛百損五勞七傷精血不足容顏樵悴勞煩氣乏心思過極前後心痛肺勞虛熱喘息作渴皆宜常服每服一錢或二錢空心溫酒送下或淡鹽湯亦可服至十日明目二十日不渴自此以往納氣歸元可以長生也　每兩紋銀六分

千金封臍膏

此膏能鎮玉池通一十四道血脈鎖三十六道骨節貼之氣血流暢陽健不衰精髓充盈神氣完足尚補虛損固下元通三關壯五臟有返老還童益壽延年之妙老人貼之夜不旋溺又治男子下淋精滑腎虛盜汗兼之小腸疝氣單腹脹滿並一切腰腿骨節疼痛婦人子宮虛冷久不受孕赤白帶下產後腸風等症貼之無有不效　每貼紋銀八分

黿頭春藥酒

盖人少年不惜身體耗損元氣以致中年之後天真漸絶精氣將衰鬚髮斑白視物不明兩耳蟬鳴腰膝酸痛下部瘦弱余製黿頭春酒能降心火滋腎水調脾胃進飲食添精髓壯筋骨悦顔色潤肌膚益氣養血健步輕身烏鬚黑髮補十二經絡起陰發陽聚五穀之靈氣提命門之真火七十老人飲之有麒麟之功每早晚任意飲四五杯大有補益平和之酒誠千金不易之方也功難盡述

每觔紋銀三錢

班龍百補丸

此藥專治真陽虧損元精内乏陽事痿弱小便頻數及夜夢遺精自汗腰膝無力但能久服固本保元培覆天真壯元陽而多子嗣益五内而助精神强筋骨美顔色延壽算通神明添精髓益腎氣温煖丹田育麟種子大有奇功不能盡述修養之士多服甚妙每服百丸空心鹽湯送下

每兩紋銀六分

七味地黃丸

治形體憔悴寢汗發熱五臟齊損火炎上焦變生不測經久不愈者服之神效每服一二錢空心淡鹽湯送下忌蘿蔔燒酒房慾勞碌凡腎水不足虛陽僭上必用此丸引火歸原虛火自息按地黃丸補腎肉桂性熱與火同性又能收斂邪火火得斂而不發無根之火虛熱降而歸原此熱因熱用從治之法也有畏其桂而不用何能達造化升降之微乎

每兩紋銀七分

天王補心丹

此藥補心保神益血固精壯力强志寧嗽化痰養氣生血淸三焦火除煩解熱平定驚悸療口燥咽乾育養榮衛使無虛耗每服一丸臨睡細嚼用燈心煎湯送下常服不作怪夢多記不忘心氣和耳目聰明勞煩不苦又能日記千言藥味能通心氣養心血開心竅保精神安五臟多有奇功

每丸紋銀一分

七寶美髯丹又名首烏大年丸

治五臟虛衰精虧血短體弱神虛鬚髮早白遍身不强腰痛耳鳴腿脚痿困多睡少食牙落齒稀則容顏易老病欲多生矣此丹專治五臟善治諸虛塡精益髓滋陰壯陽令人多子固本培元白髮再黑齒落更生有返老還童之妙延年益壽之功久久服之鬚如黑漆面似童顏大有奇效難以盡言每服二三錢早晚用鹽湯滾白水送下忌蘿蔔燒酒葱蒜諸血

每兩紋銀六分

硃砂安神丸

專治心神不安精神恍惚驚悸不寧夜多怪夢思慮勞神怔忡健忘一切心虛有痰有火等症每服一二錢臨睡燈草煎湯送下常服補心主血除煩解熱清三焦伏火療口燥舌乾常服心竅清明精神倍長又能日記千言多記不忘

每兩紋銀六分

法製六合散

此散專治男子下元虛損腰腎疼痛每服三錢用猪腰子一枚劈開將藥末入內綿紙包封外用麪劑裹緊灰火煨熟去紙空心嚼爛熱黃酒送下極能補虛益損溫煖丹田止腰疼痛能添精益髓壯陽道而固本保元方書所載其功不盡述

每兩紋銀五分

右歸丸

右歸者補命門真火之謂也真火既衰則種種虛怯之症作矣所以身體羸瘦面色無光飲食難化食物成痰或稟受薄弱或斵喪失宜以致腰腿酸疼行步艱難久經淋瀝臍腹冷痛小便澁溺寒疝癥瘕遺精白濁久無子嗣陽痿不舉舉而不固精神短少氣血虧損增寒毛聳下元虛憊如是等症皆命門火衰真陽不足之故也此藥培元陽固真氣堅筋骨長血脉壯脾土飲食多進添精髓益壽生男久久服之大有功效每服二三錢空心淡鹽湯白滚水送下忌猪血蘿蔔燒酒勞碌房慾

每兩紋銀六分

益壽比天膏

此膏專貼男婦諸虛百損五勞七傷腰膝瘦弱行步艱難小腸疝氣男子遺精白濁婦人赤白帶下月經不調久貼此膏氣血雙補陰陽俱合塡精益髓大興陽道老年無嗣中年陽痿能强腰壯腎煖丹田育麟種子滋補下元除風濕癱瘓之症晁有奇效功不能盡述

每貼紋銀六分

加味狀元丸

人之一身以心爲主心之所養以血爲主應事太繁耗其心血思慮過度損其脾氣心脾受傷神不守舍則有怔忡健忘驚悸之症矣治之必先養其心血理其脾土宜服加味狀元丸耑治心血不足多記少忘思慮太過讀書勞碌大補血氣壯志寧神培養元氣服之無有不效每服一丸空心龍眼湯送下燈心湯亦可

每丸紋銀一分

眞人還少丹

大凡暮年之人精神短少多睡少食四肢痿困遍身不强皆因少年失於保養酒色過度耗損元神至中年之後天眞漸乏精氣將衰鬚髮早白神精不爽兩耳不聰步履艱難腰腿酸痛下部痿軟等症須服此藥以滋腎水降心火調脾胃進飲食添精補髓壯筋骨潤肌膚悅顏色益氣和血健步輕身烏鬚黑髮有返老還童之妙聰耳明目有毓麟種子之功屢經屢驗每服三錢早晩溫酒鹽湯送下忌燒酒蘿蔔諸血

每兩紋銀五分

都氣丸 即六味地黃丸加五味子名都氣丸

此丸專治腎水不足虛火上炎移熱于肺津液不生消渴飲水咳嗽痰血咽喉疼痛失音聲啞腰痛耳鳴盜汗遺精等症並皆治之此藥服之益肺經滋腎水止痰嗽清虛熱瀉無根之火收妄行之炎功效非常不能盡述每服二錢或三錢空心淡鹽湯送下白滾水亦可忌蘿蔔燒酒諸血辛熱之物

每兩紋銀四分

十補丸

專治男婦眞陽不足眞陰虧損或素禀虛弱或勞傷過度以致肢體羸瘦畏寒毛聳津液枯竭面色黧黑耳鳴眼花鬚髮早白牙齒稀落精神倦怠飲食難化手足厥冷臍腹疼痛腎冷胞寒腰腿酸麻手足冷厥小便頻數大便不實等症此藥滋陰壯陽益氣和血能除四肢痼冷五臟沉寒長精神生精髓煖丹田助脾胃功效非常不能盡述誠爲補藥中極品也每服二三錢空心白滾水送下忌燒酒葱蒜蘿蔔諸血

每兩紋銀二錢

歸芍地黃丸

專治肝腎不足血虛發熱煩燥不寐脇肋虛痛頭目眩暈眼花耳聾咽燥作渴腰腿痠疼骨蒸痿軟寢汗盜汗便血諸血形體瘦弱肌膚樵悴等症此藥有養血滋腎之神功爲制火道水之聖藥也每服二錢或三錢空心用淡鹽湯送下滾白水亦可忌燒酒蘿蔔

每兩紋銀五分

柏子養心丹

夫人心為一身之主宰心無血養神氣紊亂神亂體虛則有怔忡驚悸健忘之症治之必先養血次則寧神可以求安余遵古方修合此丹專治勤政勞心思慮傷脾瘦人血少肥人痰多晝則健忘夜則不寐心神恍惚煩燥不寧語言顛倒處事無終坐卧恐怖心悸驚悸夜夢鬼交遺精盜汗久服有功一切血虛之症並皆治之每服二錢白湯送下

每兩紋銀六分

寧神定志丸

治心虛不足神不守舍恍惚不寧多記多忘言語不知首尾或夜多怪夢或盜汗遺精怔忡驚怖如畏人捕或長夜不睡白晝倦怠皆因思慮勞神心事不遂耗散心血所致每服一二丸元眼肉三五枚煎湯送下燈心湯亦可忌思慮妄想

每丸紋銀一分

左歸丸

左歸者滋腎水眞陰之謂也大凡腎經一虧則諸病生焉以致形體瘦弱肌膚樵悴多睡少食四肢無力骨蒸潮熱消渴飲水久勞咳嗽痰中帶血自汗盜汗腰痛耳鳴眼花流淚夢遺精滑淋濁白濁小便不禁頻數無度以上諸症皆眞陰虧損之致也此藥滋腎水降虛火生津液固精血宜常服水生火降陰與陽齊病何侵哉每服二三錢空心淡鹽湯送下忌諸血蘿蔔燒酒房慾　每兩紋銀六分

大補陰丸

論人之一身陽常有餘陰常不足氣常有餘血常不足故滋陰補血之藥自幼至老不可缺也古方立補陰丸常服爲主况節慾者少過慾者多精血虧損相火必旺火旺則陰消而勞瘵咳嗽咯血吐血虛病多端由此而矣故常補其陰使陰與陽濟則水能制火而水升火降斯無病矣每服一錢或二錢空心白滾水送下　每兩紋銀八分

法製黑豆

此豆專治腎水不足能降心火調脾胃進飲食添精髓壯筋骨潤肌膚悅顏色聰耳明目止腰痛益氣和血健步輕身烏鬚黑髮有返老還童之功乃平補之勝藥也久服經年不斷容貌異常屢有奇功每服四五十粒不拘時淡鹽湯送下白水亦可、　每兩紋銀三分

八珍丸

此藥補氣補血調理陰陽和順榮衛弼胃壯脾充實肢體大補諸虛不論男婦老幼凡氣血兩虛損傷五臟變症多端無不神效每服一丸滚白水送下、忌生冷厚味氣惱房慾、　每丸紋銀一分

延齡固本丸

此丸補精補氣補神治諸虛不足中年陽事痿弱精神短少面色無光鬚髮早白腰痛耳鳴四肢無力遺精盗汗不奈寒暑及丙受瘦弱無力並宜服之每服二錢白滚水送下、　每兩紋銀六分

補益延齡藥酒

酒能生氣養血健壯肢體能療諸症衰弱能扶兼理男子遺精白濁精寒無子婦人赤白帶下月經不調子宮虛冷久久飲之寬中養胃榮衛和平百脉通泰早晚隨量飲之三五杯飲至四五日身體輕爽一月精神強健其海島之奇方豈不羽化而仙乎　每觔紋銀一錢六分

仙傳巨藤子丸

巨藤子丸乃仙傳之方極能補氣養血滋潤肌膚悅澤顏色增功氣力強壯筋骨溫煖丹田添精補髓輕健腰脚烏鬚黑髮聰耳明目益老扶衰每服二三錢空心臨卧各進一服溫酒送下妙在常服不可間斷使藥力接續而成功也　每兩紋銀六分

金櫻子膏

此膏最能益氣補腎滋陰濇精兼治脾泄下痢小便漩溺骨蒸勞熱咳嗽等症並宜服之久服令人輕身忝老活血駐顏其功不能盡述每服二三錢煖酒調服　每兩紋六分

桂附地黃丸

治腎氣虛乏、下元冷憊、臍腹疼痛、夜多旋溺、脚膝緩弱、肢體倦怠、面皮痿黃、或黧黑、及虛勞不足、渴欲飲水、腰重疼痛、少腹急痛、小便不利、命門火衰、不能生土、以致脾胃虛寒、難以運化飲食、並宜服之、每服二三錢、空心滚白水送下、淡鹽湯亦可　每兩紋銀八分

十全大補丸

此藥當治氣血兩虛、脾胃齊損、或四肢怠惰、或耳目昏花、或飲食不思、或動輒自汗、夜臥不寧、精神減少、未熱畏熱、未寒畏寒、一切虛弱之症、並宜服之、每服二錢、空心滚白水送下　每兩紋銀八分

坎離丸

取天一生水、地二生火之意、藥輕而功大、久服而取效、先賢王道之藥、無出於此、大能生精益血、生水降火、久服五臟皆實、百病不生、每服二三錢、空心用滚水送下　每兩紋銀六分

老奴丸

此藥大興陽道老年無嗣中年陽痿兩腎大虛下部虛寒冷精虛憊陽痿不舉久服廣嗣延年強筋壯力返老還童添精補髓服之骨髓充滿種子仙方大有神効妙難盡實每服二錢淡鹽湯送下

每兩紋銀一錢六分

三一腎氣丸

提命門之真火瀉五臟之邪火生腎家之真水滲膀胱之邪水瀉其邪火滲其邪水脾經不受濕熱之害水火既濟何患病哉凡少年陰虛火動暮年天真漸絕婦人久不成孕服之大有奇功眞千載不朽之良方也每服二錢早晚鹽湯送下

每兩紋銀六分

五老還童丹

此丸專補心生血滋腎壯陽能堅筋骨悅顏色黑鬚髮明目固齒返老還童延年益壽久久服之大有功効不能盡述每服二錢空心溫黃酒送下

每兩紋銀六分

滋補大力丸

此藥健脾胃生心血養肺氣助肝血補腎髓治五臟虛衰諸虛百損五勞七傷無不神効久久服之脾胃健壯多進飲食肌肉漸生脾土爲萬物之本心血足一身滋潤邪火自降陰與陽齊百病不生肺氣壯遍身豊滿毛竅皆潤氣力自添肝血盛遍身筋壯勞苦不倦身體自輕旅力添增兩腎足一身骨堅耳目聰明齒强鬚黑容顏不改力壯無窮終身示疾患每服一丸空心白滾水送下或服二丸亦可服藥後忌房事一百日百日後仍戒房事要緊須如法禁忌無不効驗

每丸紋銀一分

壬子丸

治房慾過度精髓枯竭陽痿不舉舉不能堅堅不能久及腎冷虛寒腰酸耳鳴盗汗遺尿下元虛憊等症並皆治之每服二錢空心白湯送下此藥補陰壯陽益腎固精久服大有奇効

每兩紋銀六分

（此页缺）

知柏地黃丸　又名滋陰地黃丸

治下元虛損心腎不交腰痛耳鳴小便頻數心火不降腎水不升不能既濟而形體瘦弱精神困倦潮熱往來遺精便血盜汗虛煩消渴淋濁生瘡等症俱治之每服三錢空心淡鹽湯送下或白水亦可常服補腎養血固本培元此藥降無根之虛火滋陰水之聖藥也忌諸血蘿蔔燒酒房慾等物　每兩紋銀四分

金匱腎氣丸

專治脾腎虛弱腰重腳腫小便不利或肚腹脹痛四肢浮腫或喘急痰盛已成蠱症其効如神此症多因脾胃虛弱治失其宜原氣復傷而變症者非此藥不能救每服三錢白湯送下　每兩紋銀八分

魚鰾丸

大能補五臟調六腑和中補氣益髓榮筋安神生血諸虛百損老弱腎衰不生子嗣久服生男陽痿不舉服之立驗每服二三錢空心滚白水送下塩湯亦可　每兩紋銀五分

（此页缺）

補中益氣丸

內傷之病起于飲食當食不食過食過飽、一饑一飽元氣漸傷不見其損日有所虧、虢延歲月靈源耗散何愁無內傷之患乎況脾胃屬土其性最緩得之不易去之尤難胃氣受傷中氣不足勞頓過度憂思傷脾兩脇作脹食後倒飽嘈雜惡心噯氣吞酸病者不知調攝醫人不病源、則噎食翻胃之症立至少年之人十救一二年逾五旬百無一生沈可憫、哉此藥有半補半消之功乃王道中和之劑屢試屢驗百發百中午前每服二錢米湯送下

此藥能升陽補氣其性最靈在方之病服之無不響應若見少年勞瘵陰虛火動咯血吐血衄血便血痰中帶血遺精盜汗不可服此恐陽氣愈盛陰血愈消本草云人參有百補之功惟肺熱不可用故此書之

每兩紋銀六分

無比山藥丸

專治男子一切諸虛百損、滋腎水、養心血、修肝益腎、調榮衛、滋水填精、健肢体、除腰膝痛、潤皮膚、令五臟和、助真陰、保元、止夢、以固本、補中益氣、強志壯神、虛損勞傷、服此有効、每服百丸、早晚各進一服、好溫黃酒送下、或滚白水亦可　每兩紋銀六分

古菴心腎丸

論曰、予常有患其無子者、有惡其白髮者、予謂之曰、無子則乎腎、髮白則乎心、腎主精、精盛則孕成、精虧則乏嗣、心主血、血盛則髮黑、血衰則髮白、今也嗜慾無窮、而虧其本然之真、憂慮勞煩、而損其天然之性、心君火也、腎相火也、君火動、相火從之、相火動、則天君蕩亂、而不寧矣、是心腎二經、有相需之道焉、予雖不敏、粗具一方、名心腎丸、大能生精益血、降火寧神、治心腎之要藥也、不獨使予白髮無子、其驚悸怔忡、遺精盜汗、目暗耳鳴、腰痛足軟等症、每服二錢、空心鹽湯送下、滚白水亦可、戒思慮房勞　每兩紋銀六分

脾胃泄瀉門

夫土爲萬物之母、胃爲臟腑之本、脉經云、有胃氣者生、無胃氣者死、然則脾胃之於人、不綦重哉、昔東垣以補土、立言學士以壯火垂訓蓋有見乎、土旺則出納自如、火強則轉輸不息、令人不知調攝、或寒暑失宜、或飲食不節輕則泄瀉、重則腫脹、以致中氣有虧、變症蜂起、本堂遵東垣潔古之遺意、選擇成方、修和諸劑、以備取用、是亦思患預防之意歟、

（此页缺）

人參健脾丸

治脾胃虛弱、元氣不足、肌肉消瘦、面色痿黃、四肢無力、多睡少食、精神不爽、大便不調、飲食不化、倒飽嘈雜、胸膈膨脹、未熱畏熱、未寒畏寒、一切内傷脾胃等症、每日早晚用滚水送下一丸、虛甚者服二丸、小兒服三五分、凡人一切大病、愈後必用此藥扶助脾胃、補養元氣、調大便、利小水、進飲食、生肌肉、補虛羸、固真氣、服藥後忌生冷油膩煮麪糖食、

每丸紋銀一分

四神丸

專治脾胃虛弱、大便不實、飲食不思、食物即瀉、水穀不化、下元虛冷、滑脫腸鳴、四肢無力、瘦弱、面黃、或經年痢疾、腹痛、或腎虛泄瀉、清晨溏瀉、每日不止、經年不愈者、並皆治之、每服一錢五分、空心淡鹽湯送下、淡姜湯亦可、早晚進二服、忌生冷厚味葷腥房慾、

每兩紋銀八分

香砂養胃丸

治男婦脾虛胃弱飲食不思膨脹痠痛嘔吐痰水面色痿黃四肢困倦氣欝不通痞悶不舒大便不調食物不化一切脾胃之疾可常服之每服一二錢早晚用白滾水送下胃口不開紅棗湯送下胃痛艾醋煎湯送下嘔吐惡心薑湯送下忌氣惱生冷厚味　每兩紋銀四分

八珍糕

內傷論曰脾胃屬土五行之本萬物藉土而生胃陽主氣脾陰主血胃司納受脾司運化一納一運化生精氣津液上升糟粕下降斯無病矣人人惟飲食不節起居不時損傷脾胃百邪易侵百病易生矣古人立八珍糕不寒不熱平和溫補之藥補養脾胃爲主屢經奇効百發百中後人稱爲醫中王道厥有旨哉此糕男婦小兒諸虛百損無不神効每服不拘多少日進二三次白滾湯漱口送下

每兩紋銀三分

人參歸脾丸

夫男子婦人思慮過多勞心傷脾健忘怔忡煩燥不寐盜汗自汗坐卧不寧飲食減少倦怠無力病久氣血兩虛不能復元者此丸主之讀書游宦之人尤宜多服食遠龍眼紅棗煎湯任下　　每兩紋銀六分

和中理脾丸

病久虛弱元氣耗散厭厭不食見食則嘔嘔之則瀉或溏或秘此胃氣虛也食後作脹兩脇攻心氣不升降乍寒乍熱手足浮腫此脾虛也當以和中理脾消痰除濕理氣寬中每服一丸早晚米湯送下或滚白水細嚼送下亦可　　每丸紋銀一分

橘半枳朮丸

此藥健脾養胃理氣化痰快膈寬胸進美飲食有痰有滞能消脾虛胃弱能補每服一二錢早晚用姜湯送下白水亦可常服消痰開胃化縮酒縮食止嘔吐功難盡述　　每兩紋銀五分

和脾平胃散

此散能理氣和中、清火化痰、開胃健脾、進飲食、止嘔吐、調泄瀉、消腹脹、嘈雜吞酸、並皆治之、尋常無病之人、男婦可用、久久服之、臟腑榮衛無不和平、惟用者鑒之、妙難盡實、每服一二錢、不拘時淡姜湯送下、泄瀉姜棗煎湯送下、　每两紋銀四分

葛花解醒丸

凡人一身、以脾胃為主、以致嗜酒太過、飲食不節、脾胃兩虧、運化不及、停于中脘、經絡不消、豈不為內傷之症乎、本堂修合此丸、耑治飲食傷脾、嘔吐酸水、惡心煩亂、胸膈痞塞、口燥舌乾、手足顫搖等症、化滯除濕、奪造化通塞之妙、每服三錢、茶清送下、　每兩紋銀四分

竹瀝枳术丸

耑治脾胃虛弱、飲食難化、多生痰涎、胃脘停滯、宿食宿酒、胸中鬱結、煩悶不寬、嘔逆惡心等症、每服二三錢、不拘時滚白水送下、忌氣惱葷酒煮麵甜食、　每兩紋銀六分

麯麥枳朮丸

專治男婦小兒脾胃虛弱、飲食不思、口淡無味、食物成痰、痞悶不舒、宿酒宿食、倒飽虛膨、停痰停飲、精神疲倦、一切脾胃虛弱等症皆可服之。此藥開胃健脾〇寬中快膈、清鬱化痰、多進飲食、去膨、養胃消滯、多服令人胃強能食。每服二錢、不拘早晚食前食後、日進一二服、用滾白水送下。

每兩紋銀四分

加味秘製香連丸

夫痢者、乃濕熱食積所致也。因過食生冷厚味、瓜菓油膩酒食等、或兼脾胃虛弱、或瀉或痢、而成紅白交雜、日夜數次不止、裏急後重、肚腹凝墜疼痛、便去不多、五七成點、腰胯酸痛、四肢無力、飲食少思等症、並皆治之。每服一錢或二錢、空心服。白痢淡姜湯送下、紅痢茶清送下、紅白痢乾姜茶煎湯送下、噤口痢倉米湯送下。小兒少用。忌生冷油膩、葷腥等麵食等物。

每兩紋銀一錢五分

越鞠丸

此方耑為解鬱而作也、夫人一念纔動、即謂之火、故七情怫鬱、則有動於中、抑鬱不舒、則心中懊憹、小便赤澁、脈來沉數也、是藥能燥脾胃、利小便、解鬱火、開心氣、吞酸嘔逆者、皆宜服之、每服六七十丸、空心白滚湯送下、忌憂思忿怒、

每兩紋銀四分

二味枳朮丸

二味者、白朮枳實也、本草言白朮味甘溫、健脾強胃、止瀉除濕、兼去痰痞、補元氣、進飲食、補藥方中、不可缺也、枳實味苦、消食化痞、寛中下氣、破積化痰、消痰開鬱、治胸中宿食、消導藥中不可少也、二味合丸、一補一消、有半消半補之能、凡病不受補者、有不受消導者、必用此藥、無不神効、此藥消滞消痰、消脹寛胸、不傷脾胃、不損元氣、補中有消、兼補之意、也、每服一錢或一錢五分、不拘早晚、米湯送下、白滚水亦可、

每兩紋銀四分

三補枳朮丸又名三黄枳朮丸

專治胃脘不清胸膈疼痛食物不化嘔吐痰水多睡少食虛膨脹悶尊素虛弱胃中多火者更宜多服此藥健脾養胃清火化痰開鬱寬中每服一二錢白滚水送下忌煮麪厚味　每兩紋銀五分

健脾丸

此藥耑治男婦脾胃失調飲食不節饑飽失宜致傷脾胃脹悶氣短精神倦怠春時日澹無味夏月雖熱有惡寒饑如常飽飲食不甜脾胃大損每服不拘多少食遠米湯送下白滚水亦可常服升降陰陽調和三焦養胃進食精神爽健溫補之聖藥也　每兩紋銀四分

加味保和丸

治飲食不調損傷脾胃痰飲積滯不能運化或傷食飽悶胸膈不利以致頭目暈眩胃中虛熱常服消痰順氣理胃和脾美進飲食能清胃中濕熱每服一二錢不拘時滚白水送下　每兩紋銀四分

大健脾丸

治男婦小兒飲食不調、饑飽失宜、致傷脾胃、瘦弱氣短、不喜食冷、夏月雖熱、又有惡寒、饑如常飽、面色痿黃、四肢倦怠、食物難化、腸鳴腹脹、泄瀉不止、大便不調等症、皆可服之、此丸養元氣、扶脾胃、補益虛勞、潤澤肌膚、大人每服一丸、小兒每服半丸、早晚滾白水送下、　每丸紋銀一分

香砂枳朮丸

治男婦脾胃虛弱、飲食減少、精神倦怠、面黃肌瘦、胸膈痞悶、宿酒宿食、不能消化、嘔逆惡心、氣鬱不舒、大便不調、食物不化、並皆治之、每服一二錢、姜湯白水任下、早晚各進一服、　每兩紋銀四分

香砂平胃丸

治脾胃虛弱、氣鬱傷食、胸脹飽悶、嘔吐惡心、胃痛作酸、大便不調、增寒壯熱、頭眩無力、久則食減而瘦、肌飽不知、皆是脾胃虛弱、飲食不節之所致也、每服一丸、早晚用滾白水送下、　每丸紋銀一分

香連丸

夫痢者乃濕熱食積所致，濕熱傷血分則赤，傷氣分則白，氣血俱傷則赤白相雜，黃者食積，黑者濕勝也。其症臍腹疼痛，或下鮮血、瘀血、紫黑血、白膿、赤白相雜，或如豆汁，裏急後重，晝夜無度。此藥瀉脾胃之濕熱，消臟腑之積滯。每服一錢，空心米湯送下。　每兩紋銀三錢

瀉痢固腸丸

治冷熱不調，下痢赤白，晝夜無度，裏急後重，肚腹疼痛，泄瀉不止，滑瀉腸鳴，不思飲食，肢体困倦，多睡少食，身弱無力。每服二錢，空心用米湯送下。此藥補氣固腸，除濕利水，治久痢久瀉，其效如神。戒生冷油膩厚味。　每兩紋銀六分

加減分消丸

飲食不調，過食生冷油膩厚味，不能運化，損傷脾胃，以致面目四肢浮腫，肚腹脹滿，不思飲食，嘔吐泄瀉，小便不利，大便不調，或發黃疸，喘急脹悶，以上諸症皆濕熱鬱結而成也。此藥消食順氣，解鬱寬中，滲濕熱，利小水，調脾胃，一切水腫氣臌中滿鼓脹等症，悉皆消治之。每服二三錢，空心米湯送下。忌鹽醬要緊。　每兩紋銀六分

經驗健脾丸

專治脾胃虛弱、飲食不調、饑飽失宜、損傷脾胃、以致面黃、瘦弱、膨悶脹滿、嘔吐嘈雜、面目浮腫、多困少食、大便不調、食物不化、腸鳴泄瀉、或大病愈後、失于調養、不能復元等症、並宜治之、此藥健脾開胃、益氣生血、寬中快膈、開鬱化痰、消腫止瀉、進美飲食、屢用屢効、經驗多人、乃調養脾胃之聖藥也、每服二三錢、米湯送下、滾白水亦可、忌生冷油膩煮麪等物、

每兩紋銀八分

補益資生丸

能養胃健脾、益氣補中、調和五臟、滋補榮衛、兼理諸虛、消食化痰、此藥不燥不熱、凡男婦老幼、休瘦面黃、饑飽失宜、不思飲食、虛膨脹滿、嘔吐痰水、漫便不調、四肢無力、盜汗遺精、虛損勞傷等症、並皆治之、每服一丸、不拘早晚、滾白水送下、米湯亦可、忌生冷厚味

每兩紋銀二八分

胃苓丸

治脾胃不和、嘔吐痰水、胸膈痞滯、不美飲食、兼中暑煩渴、身熱頭疼、霍亂吐瀉、小便赤少、或爲風寒所傷、停食泄瀉、並皆治之。每服一二錢、食遠白湯送下、飲食不甜、生姜紅棗煎湯送下、感寒停食姜湯送下、霍亂吐瀉、燈芯竹葉湯下、常服健脾養胃有効、　每兩紋銀五分

越鞠保和丸

常治憂思氣怒、鬱結不舒、損傷肝脾、以致嘔吐、嘈雜、胸膈脹滿、不思飲食、鬱結煩悶、並皆治之。每服二錢、滾白水送下、淡姜湯亦可。此藥健脾養胃、開鬱平肝、寬中化痰、順氣、並宜服之。　每兩紋銀四分

太和丸

此丸常治元氣虛損、脾胃虛弱、不思飲食、肌體羸瘦、四肢無力、面色痿黃、服此藥、常補氣生血、健脾養胃、開胸快膈、清鬱化痰、消食順氣、平和調理之藥。每服二三錢、早晚米湯送下、或滾白水亦可、忌生冷油膩糖食煮麪、　每兩紋銀六分

參苓白术散　每兩紋銀六分

饑飽不時、寒溫不適、脾胃失其所養、或病後飲食不調、此藥嵩治脾胃虛弱、飲食懶進、嘔吐泄瀉、口淡無味、胸滿氣促、四肢倦怠、久痢不止、元氣大傷、乃調理脾胃之聖藥也、每服一二錢、米湯送下、黑棗煎湯送下亦可、

太倉丸　每兩紋銀六分

治七情太過、損傷脾胃、飲食不進、不得流行、爲噎爲膈爲翻胃、或脾虛胃弱、不納飲食、嘔吐嘈雜、呑酸痞悶、噯氣咳嗽、氣不舒暢、嘔吐痰水等症、每服一二錢、淡鹽湯送下、早晚日進二三服、白滾水亦可、忌生冷厚味氣惱、

健脾平胃丸　每兩紋銀四分

治脾胃不和、嘔吐痰水、胸膈痞滯、不美飲食、肚腹不調、四肢困倦、面黃肌瘦、凡有脾胃之疾、不可一日無此藥、每服一二錢、食遠白湯送下、姜棗湯亦可、忌生冷油膩等物、

雲林潤身丸

專治飲食不節、饑飽勞碌、損傷脾胃、以致饑瘦怯弱、精神短少、飲食不甘、困睡少食、食物不化、二便不調、虛膨脹悶、嘔逆嘈雜等症、並皆治之。久服可以柰饑柰勞、滋潤一身、令人肥健、又能清火化痰、解鬱寬中、健脾養胃、順氣消食、大有奇功、不能盡述。每服一二錢、早晚用白滾水送下。忌椒酒生冷厚味。

每兩紋銀六分

開胃健脾丸

專治脾胃不和、飲食無味、嘔吐惡心、宿酒宿食、噯氣作酸、腹痛氣滯、一切胃口不開等症、皆可服之。此藥消而不見、響而不動、藥本尋常、其功甚捷、如常服之、開胃健脾、補氣生血、清鬱化痰、消食順氣。每服一錢五分、早晚白滾水送下、米湯亦可。忌煮麪厚味飲食。

每兩紋銀四分

參苓白术丸

夫人一身脾胃爲主，脾胃強旺，百病不生，脾胃失調，百病蜂起，故調脾胃，醫中之王也。飾飲食怯病，又良方古方，立參苓白术丸，專治脾胃虛弱，飲食不甘，形體瘦弱，面色痿黃，四肢少力，大便不調，久瀉久痢，一切脾虛胃弱之症，更宜久服。每服一二錢，早晚二服，用米湯或滾白水送下。忌生冷油膩糖食思慮，一切難尅化之物。

每兩紋銀六分

理氣健脾丸

治男婦一切氣逆不和，脾胃虛弱，飲食不甜，四肢倦怠，大便不調，胸膈不開，兩脇膨脹，倒飽嘈雜，嘔吐痰水，食積氣滯，鬱結不散，或憂思傷脾，或氣怒傷肝，以致氣血不和，變生百病，皆因脾虛氣逆之由也。此藥常服，順氣開胃，健脾和中，平和王道之藥，屢見奇効，難以盡述。每服一錢半，早晚白滾水送下。忌氣惱憂思，節戒飲食。

每兩紋銀六分

飲食氣滯門

世之養生者莫過于飲食、貴乎中和、萬勿太過不及、設使貪食過飽、壅塞難消、爲百病之根、生氣通天論有云、飲者、水也、酒漿也、無形之氣也、運而行之、滲入膀胱、食者、物也、穀麥也、有形之血也、化而消之、傳送大腸、二者司之于脾、運水化穀之妙、何停何滯之有、今人不論老幼、不辨虛實、不問新久、不分水穀、但云停滯、混而治之、一派猛浪之藥、巴豆牽牛大戟芫荏辛熱有毒之類、欲取速効爲名、損人元氣、折人壽數、而謂天命乎、雖聖人布在方册、不過開關奪鎻之法、暫救一時之急、豈爲常用之藥、余自設堂以來、藥用王道、炮製如法、用半補半消之劑、安敢以覇道之藥治人乎、

朴中丸

此藥調和脾胃，通利三焦，消食順氣，解鬱寬中，尚治一切新久積聚，胃脘疼痛，嘔吐惡心，瘧疾泄瀉，紅白痢疾，裏急後重，肚腹膨痛，大便燥結，小水赤黃，及翻胃嘔逆，惡心噯氣，吞酸嘈雜，噎膈，諸氣痞滿，壯人鼓脹水臌，酒疸食黃，五積六聚，一切腸胃不和，以致中脘鬱阻，變生諸症，並皆治之。每服一二錢，茶清或滚白水淡姜湯任下。病輕者五六分，重者一二錢，孕婦勿服。

每兩紋銀四分

交泰丸

治胸中痞悶嘈雜，大便稀則膈悶頗快，大便乾則胸中痞悶難當，不思飲食，食物不化，噎膈脹滿，困睡倦怠，日漸瘦弱，久致脾胃損傷，氣血不和，升降遲難，如否卦之象，而交泰丸悉皆治之。此丸開鬱調氣，升降陰陽，滌蕩邪穢，流暢大小腸。每服七八分或一錢，早晚用滚白水送下。忌氣惱厚味椒酒，孕婦勿服。

每兩紋銀六分

遇仙丹

此藥專治邪熱上攻痰延壅滯、翻胃吐食十隔五噎傷酒傷食、痞積血積氣塊痞積食積瘡熱腫痛大小便不利婦女鬼胎癥瘕誤吞金銀銅鐵並皆治之每服一錢或七八分臨卧用茶淸送下孕婦勿服

每兩紋銀四分

誠修消滯丸

專能消酒消食消水、消氣消痞消脹消膗消積消腹內一切氣滯血滯飲食停滯積塊疼痛嘔吐惡心脹滿不思飲食等症並宜服之每服一錢或二錢看病輕重加減丸數早晚姜湯送下淸茶白水亦可婦女氣凝血積疼痛男婦九種心胃疼痛俱用艾醋湯送下孕婦勿服

每兩紋銀六分

木香檳榔丸

治一切氣滯不通、心腹疼痛、脇肋脹滿、嘔吐惡心、傷酒傷食、胸膈膨悶、宿食不消、紅白痢疾、大小便結燥、不得快利、此藥消宿食、化積滯、有推陳致新之功、每服一錢、或加至二錢、多滯者微動、少滯者內消、孕婦勿服、不拘早晚、用白滾水或茶清送下、忌生冷油膩、

每兩紋銀四分

山查丸

此藥專治諸般痞疾、積聚氣塊、五膈十噎、九種心疼、嘔吐酸水、○嘈雜兩脇攻心、一切停痰停飲、水腫氣蠱、遍身腫痛、心腹肚脹、胸腹膨悶、大便結燥、小水赤黃、並皆治之、每服一二錢、臨睡茶清送下、常服開鬱理氣消酒消食、潤大便、清三焦、化滯氣、多進飲食、其功不能盡述、

每兩紋銀四分

八蠻散

治痢疾日久晝夜無度、精神倦怠飲食少思、並老人素稟虛弱、患痢噤口者、服之神効每服八蠻重者二分、如白痢用白糖湯調服紅痢用蜜湯調服紅白相兼用白糖紅蜜調服、忌葷腥生冷之物、

每服紋銀二分

阿魏丸

治男婦小兒、不論遠年近日新舊停滯酒積茶積水積肉積痞塊氣積血積兩脇發脹心腹疼痛嘔吐○作酸口苦或久俱發漸上攻心胃口不開飲食少進頭疼面黃身体羸瘦四肢酸困此藥服之不吐不瀉藥性和緩功効甚大推陳致新消導之聖藥也大人每服一二錢小兒加减用之日進二服不拘時滚白水送下茶清亦可常服順氣消食寬中利膈多進飲食孕婦勿服、

每兩紋銀一錢

此藥化滯氣、䙡積聚、逐利病源、立見神効、藥性溫平、不損元氣、常服疏風順氣、和胃健脾、消酒化食、寬中快膈、但是飲食所傷、肉麪生冷甜甘等物停滯不化、嘔吐脹悶、心胃疼痛、憎寒壯熱、或面黃浮腫、大便閉澁、痰嗽喘滿、但是有因氣怒所傷、憂氣鬱氣噎氣積氣膈氣三焦氣病腸胃滯氣、無不治之、每服一錢、早晚淡姜湯送下、微利爲度、心胃疼、艾醋湯下、疝氣塩湯下、仍看病輕病重、或加至二三錢、或減至六七分、常服三四分、早晚白滾水送下、如經年陳積痞塊、久服自然磨化、孕婦勿服、

每兩紋銀六分

九氣拈痛丸

治膈氣、風氣、寒氣、憂氣、驚氣、喜氣、怒氣、山嵐瘴氣、積聚痞氣、九種心胃疼痛、抽掣引痛、不能飲食、時止時發、攻則欲痛、並治神効、每服一錢五分或二錢、寒用薑湯下、火用茶清下、冬月黃酒下、通用艾醋湯下、忌生冷厚味氣惱、

每兩紋銀六分

神効截瘧散

夫瘧者、皆外感風寒暑濕內傷飲食、其症寒熱交攻、胸膈痞悶、或先熱後寒、或先寒後熱、有一日一發、有間日一發、日久不愈、遂成瘧母、種種不同、此藥主之、每服三錢、淡姜送下、　每兩紋銀一錢

六鬱丸

人之一身、以氣血爲主、氣行而血亦行、氣不順則鬱結不舒、遂成噎膈嘈雜、作酸嘔吐、痰涎胸脇脹滿、痞悶不舒、此藥治五臟六腑鬱結之症、服之立消、每服二三錢、白滚水送下、　每兩紋銀五分

神應百消丸

專治飲食過度、不能運化、以致嘔吐惡心、嘈雜脹滿、腹痛瀉痢、翻胃噎膈等症、每服一錢、不拘時、茶湯送下、以利爲度、量人老弱虛實、加感丸數、小兒少用、此藥消滯消氣、消痰消積、消痞消脹、消酒滯麪滯茶滯食滯、能消腹內一切積一切聚、有百消之能、其功難以盡述、孕婦勿服、
每兩紋銀五分、

調中四消丸

此藥一能消酒、二能消食、三能消氣、四能消痰、調和脾胃、美進飲食、解散酒毒、寬中順氣、清火化痰、甚有功効、每服一錢、食遠臨睡茶清送下、孕婦勿服、忌油膩葷腥麪食、

每兩紋銀四分

經驗利氣丸

治一切氣滯、心腹脹悶、痰痛、脇肋脹滿、難嘗、嘔吐酸水、痰涎頭目眩暈、並食積酒毒、及米穀不化、或下痢膿血、大小便結滞、不快、風壅積熱、口苦咽乾、煩燥、涕唾稠粘、此藥最能流濕潤燥、推陳致新、滋陰抑陽、散鬱破結、活血通經、治氣分之聖藥也、每服五七分、或一錢、看病輕重加減、用之、或早晚淡薑湯送下、以利為度、如不利再加丸數、孕婦勿服、忌氣惱厚味生冷、

每兩紋銀六分

利膈丸

專治男婦小兒停飲宿滯、傷酒傷食、或因憂思氣怒之後、或因食濕麪魚肉瓜菓之物、停滯胃脘、肚腹疼痛、心下痞滿、兩肋攻脹、煩悶不快、乾嘔惡心、內熱火動、痰喘咳嗽、及初起赤白痢疾、裏急後重、並大便結燥、小便赤澁等症、每服一錢、溫茶送下、　每兩紋銀五分

木香導滯丸

治嘈雜吐酸、胸膈飽悶、嘔吐惡心、頭眩口乾、初起痢疾、裏急後重、肚腹疼痛、宿酒宿食、停滯不下、大便熱結、小便赤黃、一切新久滯物、積聚不化、每服一錢或三錢、用白滾水送下、以利爲度、孕婦勿服、　每兩紋銀六分

開結枳實丸

此藥宜導滯氣、消化痰飲、行三焦、暢脾胃、去結氣、潤燥通利二便之聖藥也、大腸泰則肺氣舒、肺氣舒則百脈順、小便寧則心主靜、主靜則脈調而陰陽和暢矣　每兩紋銀五分

神應七寳丹

此藥專治諸瘧、不論先寒後熱、先熱後寒、或寒獨作、或連日並發、或間日一發、其症頭疼惡心、煩渴引飲、氣息喘急、口苦咽乾、肢體倦怠、乏力少食、一切新久虛實寒熱諸般、瘟瘧、痺瘧、寒瘧、風瘧、瘴瘧、食瘧、並皆治之、無汗用葱白三寸、煎湯送下、有汗用桂枝煎湯送下、傷暑瘧疫、香茹扁豆煎湯送下、餘用白滚水送下、每服一錢、早晚各進一服、忌葷酒生冷之物、　每兩紋銀六分

雄黄解毒丸

此藥端治大人小兒積滯、酒積食積、麪積肉積、氣積、茶菓積、兩肋脹滿、九種心疼、一切痞悶咳嗽痰喘、咽喉腫痛、大便結燥、病重二十九、輕者十餘丸、小兒一歲一丸、斬關奪命之藥、不可多用、看病加減丸數、服藥之後、行瀉一二次、用冷米湯補之、外感葱姜湯下、內傷白滚水下、心服疼痛艾醋湯下、痢疾姜茶湯下、膨脹木通湯下、餘症白滚湯送下、忌孕婦勿服　每兩紋銀八分

木香分氣丸

專治一切氣逆，胸膈痞悶，心脇膨脹，肚腹疼痛，嘔吐惡心，宿酒宿食，飲食無味，倒飽嘈心，食積氣帶，每服十丸，同核桃肉細嚼，滚白水送下，常服消食、消痰、消氣、消痞、消脹、消腫、消腹內一切積聚疼痛，此藥消而不見，響而不動，其妙不能盡述，孕婦勿服、

每兩紋銀八分

爛積丸

專治心脇氣滿，肚腹疼痛，嘈雜吞酸，嘔吐惡心，宿酒宿食，不消虛飽倒飽，膨脹，一切茶積、酒積、肉積、麪積、氣積、乳積、蟲積、瓜菓雞魚油膩堅硬等積，悉皆治之，每服五六分，壯者加至一錢五分，酌量服用，食遠或黃酒、或茶清、白滚水任意送下，其原積之物，不論遠近，俱從大便而出，形如惡血爛杏，是其驗也、

每兩紋銀五分

化蟲丸

治男婦小兒諸般蟲症、面色痿黃、心胃疼痛、不思飲食、精神減少、睡臥不安、嘈雜悶脹、容顏變轉、不常眼目鼻下青黑、面上白斑、有蟹爪露者、便有蟲也、若不早治、相生不已、久則害人、最難醫也、大人每服七八釐、小兒十歲者服三四釐、五六歲者二三釐、但服之得法、無不神驗、須初一日至初十日、蟲頭向上、每日清晨令腹中餓時、先將燒核桃一片細嚼吐出、後用黑糖少許冲湯送下、三五服後、看便下之物、或馬尾蟲、血鱉蟲、胡吞蟲、寸白蟲、頭尾相連不斷、蟲類極多、大者即下、小者盡化爲水、蟲疾去後、次用爛軟淡白米粥之類、調養脾胃、永無此病矣、孕婦勿服、

每錢紋銀八分

當歸龍薈丸

此藥伐肝木之氣、瀉肝膽火盛之要藥、因內有濕熱、兩脇痛甚、脹滿不食、一切肝氣之病、此藥主之、及忿怒耳聾、宜服此藥、每服一錢、或一錢五分、白水、薑湯、茶清任可、

每兩紋銀八分

鬱金丸

此藥專開六鬱治男婦心胃疼、九種氣痛十膈五噎五積六聚大便不通、小水不利、兩脇攻脹嘔吐惡心、發熱頭疼、嘈雜吞酸宿食結痰肉積麪積癥瘕肚腹疼痛等症每服二錢看病輕重加减用之茶清送下微利為度九種心疼艾醋湯送下氣病痛木香麪冲湯送下孕婦忌服、

每兩紋銀六分

交感丹

治男婦一切諸氣爲病公私拂情名利失志、滯鬱煩惱七情所傷不思飲食面黃形瘦胸膈不寬氣悶不舒等症每服一丸細嚼早晚二服白滾水送下治婦女百病如神忌氣腦辛味、

每丸紋銀一分

消癭順氣散

治脖項胸前結癭、不散日漸自長聲粗氣喘呼吸艱難、或初起紅腫、或已潰膿水淋溜不能收口服之內消每服一錢五分滾白水調服、

每錢紋銀二分

山查內消丸

治脾胃不和、不思飲食、心腹脇肋脹滿刺痛、口苦無味、胸滿氣短、嘔噦惡心、噯氣吞酸、面色痿黃、肌体瘦弱、怠惰嗜卧、每服二錢或三錢、空心白滾水送下、　每兩紋銀四分

神仙萬億丸

專治一切遠年近日積聚痞塊、瘧痢諸虫、心胃肚腹疼痛、大便結燥、小便赤黃、及小兒痰滯、急驚風、熱症、並宜服之、此丸通利行瀉之藥、每服十丸、小兒二三丸、滾白水送下、老弱孕婦忌服　每錢紋銀八分

加味左金丸

左金者、是左金以平肝木之謂也、人多鬱怒、則肝火動、火動則兩脇脹痛、及胃脘當心刺痛不止、牽連腰腹、夫脇者、乃厥陰肝經之地、故肝傷則脇痛、此藥大能平肝快氣、疎鬱寬中、凡酒傷怒氣、膨脹不思飲食、煩悶嘔吐、抑鬱不得舒散、時痛時止、經年不愈者、皆可服之、每服二錢、白滾白水送下、忌烟酒厚味急怒、　每兩紋銀六分

神仙藥酒丸

此丸煮酒一觔、香美異常、堪供筵席、凡出路遠行、甚便於人、能調和脾胃、消食順氣、除風去濕、開胃化痰、此藥乃異人傳授、藥品純良、不寒不熱、平和之聖藥也、

每丸紋銀一分

華山碑記丸

治男婦酒滯冷肉麪食滯氣痞疾、化寒實結胸腹脹、心疼嘔逆、惡心頭眩、眼脹、及女人癥瘕血積成形、不思飲食等病、每服三五分、量人壯弱、加減用之、薑湯送下、如老人孕婦脾氣虛弱者勿服、忌大葷生冷氣惱、服藥後行泄不止、米湯補之、

每兩紋銀六分

加味朴黃丸

專治男婦飲食不節、過食生冷油膩、宿酒宿食停留不化、以致胸膈飽悶、嘔吐惡心、腹脹疼痛、有熱積氣滯而成赤白痢疾、裏急後重、兩腿無力、日夜無度、口乾作渴、不思飲食、及初起五種泄瀉、神効、紅痢茶清送下、白痢姜湯送下、紅白痢姜茶煎湯送下、看人大小壯弱加減丸數、或一二錢、孕婦勿服、

每兩紋銀五分

法製萬應山查丸

此藥専治男婦小兒六鬱七情所傷煎炒生冷油膩厚味生痰動火之物以致頭目眩暈四肢倦怠嘔逆惡心傷酒傷食倒飽嘈雜心肚腹疼痛或大便乾結小便淋閉單腹蠱脹臟腑不調紅白瀉痢食寒瘧疾能療小兒積滯晝夜潮熱或悞吞銅鐵金銀骨刺等物産後婦人瘀血積聚經閉不通或初起瘡腫惡毒皆可服之每服一二錢滾白水送下小兒少用初起傷寒熱姜湯送下盖被出汗爲愈一切多年積塊輕者一服重者二服萬病消除此藥不動正氣亦不相反平和之聖藥也忌肉麵生冷惟孕婦與傳經傷寒忌服

每兩紋銀八分

木香順氣丸

専治一切氣逆胸膈痞悶心腹膨脹肚腹疼痛嘔吐惡心宿酒宿食飲食無味倒飽嘈心食積氣滯每服二錢滾白水送下常服消食消痰消氣消痞消脹消腫消腹內一切積聚疼痛此藥消而不見響而不動其効不能盡述孕婦勿服

每兩紋銀四分

不瀉內消丸

專治男婦小兒脾胃不清飲食無味氣滯不通肚腹疼痛宿酒宿食不能消化嘔吐脹滿等症並皆治之此藥消而不瀉嚮而不動藥本消導不傷脾胃不損元氣每服一二錢滾白水送下姜湯亦可孕婦勿服小兒減一二五分

每兩紋銀四分

沉香化滯丸

治男子婦人脾胃不清多食生冷油膩葷醒麪粉停滯不化胸膈脹滿嘔逆惡心腹脇脹悶胃脘疼痛增寒壯熱面目四肢浮腫甚致臟腑閉澁上氣喘急睡臥不安有因怒氣寒噎氣膈氣滯氣痞塊一切氣塊並宜服之每服一二錢食遠茶清送下嘔吐淡姜湯送下藥性溫和不損元氣常服四五十丸疎風順氣理胃和脾消酒消食寬中利膈大有功効孕婦勿服

每兩紋銀四分

諸火暑濕門

丹溪云人身五行、各一獨火有二、蓋謂君相二火也。若夫五志、各能生火、而天之六氣、暑燥火、亦居其三。是雖有虛實之不同、而其爲火則一。是在臨症辨別、虛則補之、實則瀉之、庶不致實實虛虛、損不足而益有餘也。至若六氣之中、暑濕傷人、最烈最速、或中、或傷、皆能禍人、變症多端、不可不防。若待既已深入、而後救之、則雖藥無濟矣。衛生君子、愼毋忽焉

黃連上淸丸

治三焦積熱、口燥咽乾、面目赤腫、煩燥作渴、口舌生瘡、牙齦疼痛、鼻衄生瘡、頭目不淸、大便結燥、小水赤黃、渾身發熱、俱可服之、每服二錢、臨睡或食遠茶淸送下、孕婦勿服、

每兩紋銀四分

冰霜梅蘇丸

專治三焦積熱、五臟伏火、心中煩悶、口舌乾燥、咽喉不利、時常作渴、或飲酒過度、或過用煎炒、或遠行勞倦、臨日炎炙、生火以致津液短少、觸熱煩燥、頭目不淸、心神不爽、此藥冰以凉心、酸以收火、甘以治燥、每服二三錢、不拘時嚼化可服之、治內熱、消煩渴、生津液、解酒毒、淸頭目、潤咽喉、定心慌、伸勞倦、止渴爽神、除煩淸暑、大有奇功、

每兩紋銀三分

潤腸丸

治勞慾過度、飲食失節、恣飲醇酒、過食辛熱、以致火盛水虧、津液消耗、漸成燥結之症、其病有熱結、風結、陽結、陰結、有年高氣血津液不足而爲結、此藥辛潤、疏通不甚峻利、使火邪息而津液生、大便順利而血寧、每服一二錢、蜜湯送下、白水亦可、　每兩紋銀六分

通幽潤燥丸

大便不通、閉結之症、其病不一、有因飲食不調、饑飽失宜、損傷脾胃、有因飲酒過多、過食辛辣、有因勞慾無度、肺腎火炎、有因思慮傷心、怒氣傷肝、有因久病、陰虛火動、有因汗出過多、耗散津液、已前數條、皆能成閉、惟年高老人多有此症、大腸血少之故也、有氣虛、有血虛、有老幼壯弱之不同、總皆大腸經火盛、以致幽門乾結不潤、遂成閉也、通用此藥、每服一二錢、空心生蜜湯送下、滚白水亦可、五七日不解者、日進三四次、即通、忌氣惱憂思、一切動火之物、　每兩紋銀六分

藿香正氣丸

耑治四時不正之氣、寒疫時氣、山嵐瘴氣、雨濕蒸氣、或中寒腹痛吐利、中暑冒風吐瀉、中濕身重泄瀉、或不服水土、脾胃不和、飲食停滯、復感外寒、頭痛增寒、或吐逆嘔穢、惡心胸膈痞悶、或發熱無汗、秋夏霍亂吐瀉、飲水不欲、思食等症、每服二三錢、日進二三服、淡姜湯送下、有火用白滾水送下、或過食生冷、胃寒肚痛、鮮薑數片煎湯送下、忌生冷厚味、

每兩紋銀四分

香薷丸

專治盛暑、遠行傷暑、中暍燥渴、瞀悶、頭目昏眩、胸膈煩滿、嘔噦惡心、口苦舌乾、四肢困倦、精神短少、不思飲食、或發霍亂吐瀉、轉筋、小便黃而數、大便溏且頻、以上諸症、悉皆治之、每服一二丸、不拘時、用新汲水送下、此藥善能清暑、若夏月盛暑之時、無論男婦大人小兒、宜常服之、不可缺也、

每丸紋銀一分

神効金沙散

專治五淋之症俗名下寒其病小便不清淋漓不止澁滯腫滿莖中疼痛便出濁物如精如髓如砂如血小腹脹悶陰子疼痛以上等症皆濕熱滲入膀胱止淋漓消腫痛大有奇功不能盡述每服一錢五分多用燈心煎湯調服白滾水亦可戒房慾勞碌氣惱忌一切動火之物

每服紋銀二分

千里水葫蘆

治消渴飲水口燥舌乾咽喉不利聲音不清伏暑口渴夏月出行或胃發陰虛三焦有熱心火上炎脾受火邪上致乾渴飲水不已此藥耑主潤燥生津止渴清喉音每用一二丸噙化津液嚥下　每兩紋銀四分

加味霍香正氣丸

本堂修合此丸耑治四時傷風傷寒中暑中濕中痰頭疼鼻塞痰涎壅盛面腫發痒增寒壯熱或暴感風邪內停飲食霍亂吐瀉胸膈痞滿以及時疫流行瘧疾初起遠行不服水土山嵐瘴氣四肢無力頭目耑皆暈厥逆痰喘咽喉腫痛一切諸邪等症並宜服之每服一丸淡姜湯送下以汗爲度忌食生冷煎炒油膩葷腥

每丸紋銀一分伍厘

止紅腸澼丸

耑治痔漏脫肛腸澼下血或在糞前或在糞後或紫血或鮮血或暴瀉如注不論遠年近日一切腸風下血肛門痛癢經年不愈者皆可服之此藥凉臓止血走痛袪風解毒潤燥滋陰大有奇功不能盡述每服二錢滚白水送下荷葉湯亦可　每兩紋銀六分

分清五淋丸又名金沙五淋丸

此藥耑治小便渾濁淋瀝作痛壅塞腫滿舉之則痛按之不倒便出濁物如精如血隨溺而下如是等症皆是膀胱邪熱之所致也服之大能疏利下能調暢水道大有奇功每服一二錢空心燈草竹葉湯送下白水亦可忌動火之物　每兩紋銀四分

茴香橘核丸

治小腸疝氣陰子大小偏墜疼痛或小腹有形上下走痛或堅硬不消日漸長大每服一二錢空心滚白水送下冬月黄酒送下忌勞碌氣惱風寒房慾　每兩紋銀四分

痔漏無雙丸

夫痔者乃素積濕熱過食炙煿或因久坐而血脈不行或因七情太過或擔輕負重竭力遠行氣血縱橫經絡交錯又或酒色過度腸胃受傷以致濁氣瘀血流注肛門俱能發痔痔久不愈必至穿腸而為漏矣此藥専治一切新久諸痔凡肛門腫痛墜脹堅硬毒輕者形如牛奶毒甚者狀若雞冠膿血淋漓遇勞即發經年不愈者皆可服之每服二錢空心滾白水送下此藥潤燥滋陰消腫止痛清火涼血敗毒生肌大有奇効服藥後忌勞碌氣惱房慾胡椒燒酒　每兩紋銀八分

二妙丸

治濕熱脚氣或腫或痛或熱積火燎或足膝兩腿流走疼痛舉發無時或新久臁毒浮腫酸軟行走艱辛或骨節酸疼肩背沉重下注足脛生瘡痛癢赤腫一切濕熱等症並皆治之每服一二錢空心淡塩湯送下白滾水亦可木瓜酒送下更妙忌酒色　每兩紋銀四分

上清丸

治三焦積熱口燥咽乾面目赤腫口舌生瘡大小便不利心膈煩燥皆可服之每服一二錢臨卧茶清送下孕婦勿服　每兩紋銀五分

黄連丸

專治諸經火盛面赤身熱口舌生瘡咽喉腫痛鼻乾黑燥耳鳴作癢暴目赤腫牙齒急痛咳嗽黄痰吐血衂血大便乾燥小便渾濁睡卧不安煩悶不快消渴飲水津液不生一切火鬱之症並宜服之每服一二錢茶清送下滚水亦可孕婦勿服　每兩紋銀六分

驅熱神芎丸

此藥治三焦蘊積熱毒五臟凝滯伏火咽喉不利作痛頭昏赤腫生瘡風痰壅盛煩燥不寧小便赤黄大便結燥能驅熱瀉火開結潤燥每服一一錢食遠茶清送下孕婦勿服　每兩紋銀四分

芎菊上清丸

專治上焦火盛、頭目眩暈、偏正頭風、鼻塞不聞香臭、耳鳴作痛作癢、寒熱相急、咳嗽痰喘、胃火上升、牙齒疼痛、咽喉不利、頭面常生熱毒、肺風鼻紅、鼻淵腦痛、風熱火眼、迎風流淚、一切上焦火盛、頭目不清等症。每服一二錢、臨卧茶清送下、食遠服。　每兩紋銀四分

芩連犀角上清丸

清心經火盛、三焦有熱、口舌生瘡、眼目赤腫、牙齒急痛、耳鳴作癢、鼻塞不通、咽喉不利、咳嗽痰實、煩燥不寧、大便閉結、小水赤黃、一切火盛等症。每服一二錢、食遠茶清送下、老弱者每服一錢、孕婦不服。　每兩紋錢六分

清咽利膈丸

治肺胃邪火、咽喉腫痛、痰涎壅盛、鼻塞聲重、單雙乳蛾、喉痺喉癰、重舌木舌、胸膈不利、煩燥飲冷、大便閉結、小水赤黃等症。每服一錢、或一錢五分、臨卧茶清送下。　每兩紋銀四分

臟連丸

專治痔漏漣痛、腸風下血、脫肛痛痒、腸癰臟毒等症。此藥敗火毒、驅濕熱、疼痛消腫、收濕水、歛濃血、退管生肌，大有神効。每服一錢五分或二錢，空心白滾水送下。忌氣惱房慾動火之物。　每兩紋銀八分

槐角丸

此藥專治大腸經火，因平素不避風毒，恣飲醇酒、炙煿之物，縱慾飽滿，喜怒不常，臟腑壅滯，陰陽不和，痔漏下血，脫肛痛痒，並皆治之。每服六七十丸，空心米湯送下。久服袪風消毒，解熱涼臟，和血止血，潤燥定痛。凡有腸風之疾，甚有功効。　每兩紋銀四分

四製練實丸

專治偏墜疝氣，腫痛縮小，堅硬不消，疼痛不止，走氣作聲，手按作响，身上釣痛，陰子大小，心腹急痛，不論遠年近日，皆可服之。雖致多年不愈者，久久服之，可以除根。每服一錢，空心淡塩湯送下。病甚者早晚進二服。忌氣惱房慾。　每兩紋銀五分

九製大黃丸

此藥潤臟腑、滋血脈、去風痰、消留火、善理腸胃、壅積痰滯、鬱結不散、聚堙疼痛、燥熱不通、三焦火盛、嘔吐噎膈、宿酒宿食不能消化、並皆治之、常服一二錢、早晚用滚白水送下、小兒少用、壯人每服一錢、痰滯火盛者、服一錢五分、老弱者服五分、服經一月、痰滯盡消、精神爽健、夏月無困、三月耳目聰明、飲食多增、服經一年、百病消除、孕婦忌服、氣虛滑瀉勿服、大便結燥者更宜多服、

每兩紋銀六分

三黃丸

治三焦積熱、咽喉腫閉、口舌生瘡、心膈煩燥、小便赤澁、大便秘結、平日過用辛熱厚味煎煿之物、脾胃積滯、諸火上炎、一切實熱有餘之火、並皆治之、每服一錢、臨卧茶清或白水送下、忌食動火之物、有胎勿服

每兩紋銀四分

（此页缺）

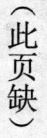

鐵笛丸

三焦有熱、肺火上炎、喉嚨不清、聲音不爽、口燥咽乾、陰虛勞熱、水火不得升降、津液難以上潮、及語言過多、叫呼耗散、故有失音聲啞等症、服此丸則聲洪亮、語言清朗、生津止渴、降火滋陰、其功難以盡述、每服一丸不拘時、噙化、日進五七丸方妙、服藥忌烟酒炙炸煎炒動火之物、仍戒言談、戒呼號要緊、

每丸紋銀六釐

芎菊茶調散

治風熱上攻、頭目暈眩、偏正頭疼、傷風淸涕、鼻塞聲重、壯熱惡風、久患風眼、遇風舉發、風火牙疼、破傷風、腫項拘急、口眼歪邪、一切風熱等症、並皆治之、此藥疎通關竅、解除欝熱、升陽散火、發散風邪、以上諸症俱用茶淸調服、每服一二錢、臨睡或食遠服

每兩紋銀四分

噙化上清丸

專治上焦火盛，頭目不清，咽喉聲啞，口燥舌乾，津液不生，時常作渴。此藥能清心潤肺，寧嗽化痰，止渴生津，滋陰降火，能解酒毒，消飲食之毒。遠行精待遊內熱，口乾嗝化數丸，更生津液，滋養肺胃，妙不盡述。常服三五丸，不拘時，嗝含化下。　每兩紋銀四分

清胃黃連丸

此藥專治臟腑積熱，火盛傷陰，面赤身熱，咽喉腫痛，口舌生瘡，咳嗽聲啞，吐血衄血，牙齒疼痛，耳鳴作癢，腮頰腫痛，牙齦出血，煩悶不快，睡臥不寧，津液不生，消渴飲水，小便赤黃，一切胃熱等症，並皆治之。每服一二錢，食遠臨臥，茶清送下。孕婦勿服。　每兩紋銀五分

凉膈散

專治五臟火盛，三焦積熱，大便結燥，小便赤黃，口舌生瘡，咽喉腫痛，眼目赤腫，牙齒疼痛，咳嗽聲啞，腫痛，熱毒消渴，淋濁，一切火盛等症，皆可服之。每服一二錢，食遠茶清送下。孕婦勿服。　每兩紋銀四分

清音丸

專治肺火上炎、咽乾舌燥、喉嚨不清、失音聲啞、每服一丸、不拘時噙、日進五七丸、兼治陰虛勞熱、咽喉腫痛、咳嗽痰喘、及夏月口乾消渴飲水等症、並皆治之、忌動火之物、少言談以養氣、戒酒色以保元、聲音自清

每丸紋銀六釐

辰砂益元散

治中暑水瀉嘔吐、惡心轉筋霍亂、小便赤澁、大便不調、內熱火盛、心煩發熱口燥舌乾、四肢倦怠、恍惚不寧、及熱病譫語、消渴飲水、並皆治之、此藥清虛火、解諸毒、生津液、分陰陽、利小水、止水瀉如神、夏月伏暑者、無病之人可常服之、每服二三錢、新井水或冰水調下　每兩紋銀三分

加味天水散

能治男婦小兒諸般泄瀉、中暑霍亂、大能分利陰陽、通利小水、補益脾胃、心煩悶亂、口乾發渴、邪火上升、頭痛目眩、眼紅便赤、嘔吐等症、每服三錢、新汲水調服　每兩紋銀三分

痰飲咳嗽門

舉世之病、莫大于痰、痰之爲害、非止一端、自上古至今、曁諸前賢、紛紛論痰、各有異說、其理頗同、治法莫如理氣、氣順而火自降、火降而痰自清、此一定之理也、痰乃有形之物、非無根之痰、然而舊痰未除、新痰又起、淵淵不斷、如渠之水、必先絶其上流、然後清其下源、此禹治水之法也、大抵治痰之法、責令脾胃、脾胃虛弱、不能運化其精微、使津液停留于膓胃之中、積而成痰、內行臟腑、閉塞氣道、而爲痰、爲喘、爲嗽、外走經絡、布散于週身、而爲痛、爲麻、爲木、或爲癱瘓、種種痰飲、千狀萬態、一語豈能盡乎、宜當抉脾養胃、清順氣道、使津液流通、于腎臟則無敗濁之痰耳、

二陳丸

治一切痰飲爲患化爲百病此藥主之痰之爲病難明或嘔吐脹滿嘈雜惡心或咳嗽痰喘乾惡心煩躁妄怔忡驚悸癲癇或噎膈欬逆咯之不出嚥之不下或頭目眩昏手足麻木或四肢筋骨卒痛或失志顛狂中風不語口眼歪斜不省人事如是等症皆痰之所致諸病兼痰以化痰爲先宜服二陳爲捷徑也每服一二錢早晚用淡薑湯送下白滾水亦可忌厚味氣惱　每兩紋銀四分

沉香滾痰丸

治頑痰壅積固結臟腑或胸膈痞滿陰陽乖膈或大便燥滯裏急不舒或咳嗽咽噎不利或嘔吐涎沫如膠或心竅迷塞暴發顛狂或肢體痲痺卒成癱瘓或奇夢雜妄見鬼神一切怪異之症是皆痰涎得其樞機也每服二錢空心白滾水送下稟厚者三錢大便解後方可進食常服一錢若大便不通加服亦可如久病積虛脾泄胃弱并孕婦俱不可服　每兩紋銀六分

礞石滾痰丸

專治一切痰飲爲患、頭面紅熱、眼目赤腫、眩暈風癇、齒齦痛、癢咽喉腫痛、痰涎黑色、嘈雜惡心、咳嗽喘急、心脹作痛、或腰背四肢暴痛、狀如挫閃、或口糜舌爛、眼澁耳聾、咽喉不利、咯之不出、嚥之不下、或心下如停水雪、或渾身習習如虫行者、或心下怔忡驚悸、小兒驚癇搐搦、並皆治之、每服五七分或一錢、小兒少用、白滾水送下、茶清亦可、

每兩紋銀四分

清肺抑火化痰丸

此藥治肺氣不清、上焦邪熱、咽喉腫痛、及牙齒疼痛、身熱聲啞、胸膈作痛、鼻衂吐紅、痰壅嘔吐、鼻孔生瘡、面紅酒刺、咳嗽痰實等症、並皆治之、每服一錢或七八分、食遠臨睡、茶清送下、常服清三焦之火、理胸膈之痰、奪造化有通塞之功、調陰陽有補瀉之効、孕婦勿服、

每兩紋銀四分

法製半夏

專治痰痰諸病、中膈痰火、咳嗽喘急、留聚痰飲、此藥大能清肺理胃、除火化痰、頑痰能軟、結痰能開、清上焦之火、除胸膈之痰、清頭目、止哮吼、順氣寬中、大有奇效、有中風不語、不省人事、每服數粒、井花水送下、以手摩腹上一炷香時、即醒能言、其餘痰症、早晚每服十粒、大便解出穢物如膠、久服痰根盡除、永不生也　每兩紋銀八分

參貝陳皮

專治脾胃不和、飲食難化、痰涎壅盛、胸膈痞悶、嘔吐嘈雜、宿酒宿食、氣鬱不舒、口乾作渴、咳嗽痰喘、翻胃噎膈、以上諸症、皆過食煎炒油膩甘甜厚味之所致也、此藥調脾胃、進飲食、舒鬱氣、開胸膈、止咳嗽、化痰涎、生津液、利三焦、每用數片、早晚食前食後細嚼、白滾水送下、本草言陳皮行中有補、補中兼消、今人用參貝等藥調和、其性真有無窮之理、不測之功、自幼至老、不可一日無此藥也　每兩紋銀八分

清金止嗽化痰丸

此藥清金潤肺、止嗽化痰、滋陰清火、快膈寬中、不論遠年近日、新久痰喘咳嗽、痰實聲重音啞、口乾舌乾、胸膈疼痛、鼻塞清涕、一切肺經不清咳嗽痰喘、並火熱傷風等症、每服一二錢、大蘿蔔湯送下、茶清滾白水亦可、久嗽梨湯送下、蜜湯亦用、

每兩紋銀五分

滌痰丸

專治痰涎壅盛、喘急堵塞、頭目眩暈、口燥舌乾、咽喉不利、及肩脊疼痛、胸膈不寬、胃中痞滿、嘔吐痰水、嘈雜脹滿、大便秘結、小水赤黃、或恍惚不寧、神志不精、或顛或狂、如見鬼神、五癇瘈瘲等症、並皆治之、以上諸症皆痰之爲患、若不早治、更變多端、不可考矣、此藥能滌盪痰飲、快膈脾胃、進利三焦、潤肺定喘、抑火寬中、祛眩暈、利咽喉、消結聚、止麻木、一切新久痰飲、大有奇功、效難盡述、每服二錢、早晚用滾白水送下、火盛茶清送下、嘔吐薑湯送下、忌油膩厚味煮麪炙煿等物、孕婦勿服、

每兩紋銀六分

千金化痰丸

此藥健脾理胃，清火化痰。積痰能軟，結痰能開，踈風養血，清上焦之火，除胸膈之痰，清頭目，止眩暈，如神。痰火百病皆宜服之。每服一二錢，早晚茶清送下。忌勞苦辛熱之物。

每兩紋銀六分

半夏天麻丸

專治痰厥頭疼，眼黑頭旋，惡心煩悶，無力懶言，精神顛倒，目不敢開，如在舟中，頭痛如裂，身重如山，四肢厥冷，不得安卧，此乃胃氣虛損，停痰而致也。每服一二錢，不拘早晚，用淡姜湯送下。

每兩紋銀四分

除痰降火丸

専治肺胃不清，痰涎壅盛，咽喉堵塞，鼻息不清，頭目眩運，口舌生瘡，飲食無味，大小便不利，不聞香臭，咳嗽泣噴等症，並皆治之。此藥化痰涎，清肺胃，化滯降火，其効如神。每服一錢，蘿蔔湯或茶清送下。忌葱蒜椒酒。

每兩紋銀五分

滋陰寧嗽丸

專治男婦虛勞咳嗽皆因元氣不足心腎有虧或勞傷血氣或酒色過度努力勞傷漸至真陰虧損相火隨旺火旺則銷鑠真陰而爲嗽爲喘爲痰爲熱爲吐血衄血咯血痰中帶血爲盜汗遺精爲上盛下虛手脚心熱午後怕寒夜間發熱或日夜不退或嘈雜吞酸怔忡虛驚煩躁不寧胸脇作痛面赤唇白時常變色頭目眩暈腰背酸痛四肢困倦無力一切虛勞之症但受此藥補者無愈矣每服一丸早晚細嚼梨湯送下熱甚者童便送下　每丸紋銀一分

法製陳皮

能開胃健脾消食順氣通暢百脈調理三焦但週身氣和則百病不生矣故劉李二人用之皆以延年每日清晨臨卧食前食後細嚼三五片善能消脹消食消酒消積雖菓菜生冷油膩之物氣通即安至病隨手平復　每兩紋銀三分

清氣化痰丸

此藥清肺寧嗽化痰氣清則胸膈寬舒痰化則咳嗽自止如常服之健脾開胃進食寬中清肺降火消氣定喘大有奇効每服二錢食遠茶清送下咳嗽梨湯送下胸膈不利飲食少進生姜湯送下忌生冷油膩椒酒動火等之物　每兩紋銀四分

二母寧嗽丸

此藥清肺寧嗽化痰定喘寬中順氣降火滋陰每服一丸細嚼用白滚水送下梨湯亦可如久勞咳嗽肺痿肺癰痰中見血咽疼聲啞鼻孔生瘡骨蒸潮熱勞傷肺腎春秋舉發痰喘咳嗽等症並皆治之　每丸紋銀一分

竹瀝化痰丸

治痰氣上攻肺膈不清胸中痞滿咽喉不和有痰有喘此藥清肺降火順氣化痰每服一二錢滚白水送下　每兩紋銀六分

硃衣滚痰丸

治一切痰氣上攻，胸膈不利，胃中痞滿，嘔吐嘈雜，頭目眩暈，咽喉堵塞，咳嗽痰喘，骨節酸疼，大便乾澁，小水赤黄，痰結心中，恍惚不寧，神志不清，顛語癲狂，五癇癲仆，妄語狂言，痰涎壅盛，一切怪症多端，皆痰之爲祟，每服一錢或二錢，不拘時滚水薑湯任下，此藥滌暢脾胃，通利三焦，潤肺清音，寧嗽定喘，寬中化滯，降火通腸，大有奇功，効難盡述，

每兩紋銀七分

寧嗽化痰丸

專治男婦遠年近日，一切痰喘咳嗽，此藥能清利咽喉，化痰涎，降有餘之邪火，保受傷之肺金，止久勞之咳嗽，定氣壅之喘急，每服一丸，食後用梨湯嚼下，滚白水亦可，

每丸紋銀一分

法製貝母

專治肺經不清，痰涎壅盛，咳嗽痰實，口燥咽乾，哮吼喘滿，陰虛火動，久嗽不止，咽喉腫痛，津液短少，水法為痰，肺氣不能收斂，睡卧不能安穩，肺痿虛勞等症，並皆治之。此藥清肺金，滋坎水，止喘嗽，化痰涎，潤咽喉，生津液，解煩渴，快胸膈，頑痰結痰能開，大有奇功，不能盡述。每服數粒，細嚼，梨湯送下，白滾水亦可。忌生痰動火之物。

每兩紋銀二錢五分

貝母二冬膏

此膏清心潤肺，寧嗽化痰，滋陰降火，解渴除煩，清離火，滋坎水，除五臟虛熱，失血勞傷，虧損等症，不可無一日斷此藥也。久服水升火降，陰與陽齊，則無病矣。此膏用天門冬能清金降火，益水滋源，下通腎與膀胱，又能治痰；更以麥門冬氣薄主升，味厚為陰，有清心潤肺之功，與天冬相並而施膏澤，以濡其枯槁焉。每日早辰用四五茶匙，白滾湯冲化服。

每兩紋銀八分

百花膏

此藥治憂思氣怒、饑飽勞傷、言談太多、酒色過度、損傷脾肺、以致氣血不和、陰虛火動、午後潮熱、手足五心發熱、通身無力、精神疲倦、口乾聲啞、鬱熱上焦、咳嗽喘急、五色稠痰、黃痰白沫、肺痿肺癰、吐血衄血、痰中見血、並皆治之、每服一丸、嚼化或細嚼、用滾水送下、忌酒色勞碌氣惱動火之物、

每丸紋銀一分

十灰散

夫灌溉週身、充實百脈、潤澤肌膚、滋養榮衛、皆血由經絡而行也、或勞役過度、或氣怒沖肝、或飲醇酒、或食炙煿、以致心火熾盛、消爍真陰、逼血妄行、而爲吐血、衄血、便血、溺血、連日不止、血去過多、又治婦人經候傷血崩漏不止、並皆服之、其効如神、此藥善能引血歸經、在失血門中、第一方也、每服三錢、用藕汁兒童便調服、忌氣惱勞碌烟酒椒姜炙煿等物、

每服紋銀三分

沉香消化丸

此藥化痰順氣，快膈寬胸，調脾理胃，化滯消食，寧嗽定喘，清熱和中。古人論諸病悉出于痰，此方專主痰飲爲患。夫痰者病名也，人之一身氣血清順，何痰之有？惟夫飲食不調，七情六淫所傷，氣血濁逆，則津液不清，薰蒸成聚而變爲痰焉。古人論痰之本屬濕也，又痰因火動也，又去痰理氣爲先也。今立此方，用沉香升降氣道，用二陳湯除濕化痰，又七味降火清涼，寬中消滯，治痰無不神効。每服一錢，用茶清送下，滚白水亦可。治虚勞咳嗽痰盛者同太平丸方。　每兩紋銀五分

四紅丹

專治吐血、衂血、便血、痰中帶血，一切失血之症，皆可服之。大抵平素不善調攝，過食炙煿辛熱之物，或暴怒氣鬱，以致血脉逆行，經絡失度，見紅之症由此而作矣。每用藥一丸，嚼爛，白滚水送下。忌急怒勞頓、烟酒辛熱之物。　每丸紋銀一分

太平丸

治勞症久嗽、肺痿、肺癰、肺熱、喘嗽、咯血、吐血、痰中有血、咽痛作渴、鼻孔生瘡、或因怒傷、强力過度、或酒冲心肺、醉飽入房、以致膈痛、肺經虧損、因而生嗽、每服一丸、食後或臨睡細嚼、用白滾水送下、如是痰盛、先用梨湯或白水送下消化丸一錢、然後再嚼化太平丸、二藥和攻、其痰嗽歸跡除根

每丸紋銀一分

法製杏仁

治三焦有熱、清肺降火、潤燥生津、解酒毒、化痰涎、寧嗽寬中、妙難盡述、

每兩紋銀三分

鐵笛丸

蓋元氣起於腎、聲音出於肺、世人有先天稟受薄弱、或少年作喪甚多、腎水虧虛、豈能製伏心火、再加於飲食失節、勞音太過、故令肺火上炎、聲音沉啞、語言費力、甚則咳嗽痰涎、久成大病、此藥降火消痰、清咽利膈、寧嗽寬中、語言清白、若能常服、解倦爽神、聲音洪亮、妙不盡述、每服一錢或一錢五分、臨睡用大蘿蔔煎湯送下、或滾白水送下亦可

每兩紋銀八分

眼目口齒門

人有耳目猶天地之有日月也聚五臟六腑之精華上奉於此所關不綦重哉世之療眼疾者多用寒凉殊不知天行暴發火眼等症固宜清熱散風若夫肝腎兩虛久病生翳非緩緩培補驟用寒凉鮮不悞事他如咽喉口齒等症所患雖微而所係不小若不早爲施治往往輕變爲重重變爲危本堂按古炮製種種皆備用者按圖索驥無有不奏功如響者

杞菊地黄丸

此藥滋陰補益血明目治老弱眼目昏花視物不真常見黑花多生冷淚、及少年迅眼內外瘴翳久患眼疾經年不愈者每服一二錢空心用淡鹽湯送下忌氣惱勞碌房事蒜葱椒薑烟酒羊肉、　每兩紋銀六分

琥珀還精丸

專治遠年近日一切眼疾內外瘴翳迎風流淚視物昏花羞明怕日童子少光焦小散大拏肉攀睛爛弦風熱雲朦昏暗、一切肝腎不足內瘴等省可服之此藥升水降火平肝益腎聰耳明目養性安神雀朦屢効迅眼原久久服之夜讀細字到老不花每服一二錢空心臨卧日進二服、滚白水送下忌酒色氣腦動火之物、　每兩紋銀六分

明目黄連膏

此膏清熱去痒止痛消腫神効凡遇眼疾用净書滴涼水調藥每日點五七次收藥蓋嚴勿落灰塵、　每包紋銀一分

石斛夜光丸　每兩紋銀六分

治非腎虛火漸成內障或已成內障黑睛瞳人淡色綠色無光彩者、昏暗不明常見黑花視物成二体久則光不收瞳人散大、且諸虛殘疾老眼每服二三錢空心淡鹽湯送下、白水亦可此方滋補藥也、補上治下利以緩利以久不利以速也其中藥性通腎安神強陰填精斂氣除濕涼血補血又療風益氣袪羸又能散滯泄熱開結陰弱不能配陽之病並皆治之虛勞碌氣腦房慾

固齒擦牙散　每兩紋銀三分

牙乃骨之餘骨乃腎之本腎水虛、不能滋骨牙齦則不固矣、自然疏落動搖或風邪外侵或胃火內熾或因辛熱厚味太過以致生火牙齒腫痛甚致臭穢不可聞者藥擦牙齒內外日久牙齒堅固鬚髮潤黑功効非常妙難盡矣

退翳廻光膏

此膏專點諸般雲朦翳障、白膜遮睛、攀睛努肉、爛弦赤腫、瘀血遮貫瞳人、
迎風冷淚、怕日羞明、視物昏花、不變人物、用淨碟滴涼水研化藥少許
每日點二三次、雲翳漸開、忌氣怒房勞、　每包紋銀一分六釐

明目地黃丸

治男婦肝腎不足、眼目昏暗、常見黑花、多有冷淚、羞澁畏明、久視無力、內
外翳障、攀睛努肉、爛弦風眼、及久患眼病、服涼藥過多、氣血凝滯、雙目
全不通路、宜服此藥、以通陽光、壯腎水、養肝生心血、每服二錢、空心鹽
湯送下、　每兩紋銀六分

洗眼碧玉丸

凡遇諸般眼疾、用藥一丸、磁器內甜水半鍾、重湯滚三四十沸、候溫、閉目
洗、每日洗五七次、極効、收藥蓋嚴、不可見灰塵、一丸可用數日、可洗數
人、　每丸紋銀一分

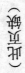

玉容散

此散搽敷面上黑氣黑暗不光粗澁不潤雀班粉刺風痱乾燥每日臨卧溫水洗面將此散用人乳些須調敷面如無乳用雞蛋清兌水少許亦可清晨洗去久久搽之能去黑氣潤肌膚悅顏色光澤如玉面似凝脂一切肺風等症皆可敷之其効如神忌煎炒炙煿烟酒厚味椒姜等物、　每兩紋銀一錢五分

牙疼藥

夫牙齒屬陽明胃經皆因過食煎炒炙煿之物以致胃熱上攻則牙齒上下脹痛難忍牽引頭目面熱煩悶口中穢氣怕食寒熱行坐不安日久生蟲或骨中風毒此藥專治一切牙齒疼痛每用一粒以新棉花裹咬于痛處大能疎風清熱驅蟲止痛功不能盡述忌羊肉煮麪葱蒜椒姜等物、　每丸紋銀一分

白清胃散　　　　　　每錢紋銀五分

治胃火上升牙齒疼痛口舌生瘡牙縫出血每用少許搽于牙上待流涎水吐出自愈

齒痛氷硼散　　　　　　每錢紋銀五分

專治胃火上升痰滯積熱怕食熱物喜食寒凉牙齒疼痛時作時止不時舉發每用藥末不拘多少上痛處日上三四次內再服清胃降火等丸藥方可全効

洗面玉容丸　　　　　　每丸紋銀一分

專治面生燃氣酒刺雀斑黑瘤不光粗澁不潤或如虫行浴体能除風痒每日清晨臨卧如肥皂使用面上久久自然有効忌猪首羊肉咽酒辛辣之物

神効消娥散

專治熱鬱上焦為喉痺、喉癰、單娥、雙娥、乳娥並温疫結毒咽喉腫痛口禁不開吹至患處立刻全生

每錢紋銀一錢

牙宣膏

專貼風牙火牙虫牙牙疳牙宣一切牙齒疼痛不能飲食者貼之無不神効

每貼紋銀一分

紅清胃散

此散專治陽明胃經火盛口舌糜爛牙齒腫痛不能飲食、牙宣出血、疼痛難忍皆素食厚味過飲醇酒以致胃火上攻而有此症用此散少許搽於患處待其涎水吐出自愈其効非常忌烟酒辛熱之物

每錢紋銀五分

口瘡赴宴散

崇治三焦積熱口舌生瘡糜爛疼痛、先用米泔水漱口後、擦藥於患處、或吐或嚥不拘神効、　每錢紋銀五分

疳珍散

此藥崇治諸般疳症、牙縫出血、漸漸紅腫、變成紫黑腐朽、黑爛牙齒脫落、甚至穿皮破唇臭穢不可聞者、並皆治之、每用藥末少許敷於患處、大能消腫止痛去腐生肌、疳症門中第一良方也、忌葱蒜椒姜糖食厚味動火之物、　每錢紋銀一錢

牙疳散

治胃熱風邪上攻、牙齒作痛、口舌生瘡糜爛疼痛、牙齦宣露、腐臭難聞者、每用少許搽患處、候口內有涎水吐出者、吐二三次自愈、小兒牙齒出血腫痛潰爛動搖臭惡不堪聞者、並治、　每錢紋銀四錢

慈硃丸

專治目疾一切肝腎不足心火熾盛內外障翳雲矇昏花覩物成二久覩則光不收瞳人散大或淡綠色或淡白皆可服之每服十丸隔一日加至九加至三十爲至每早空心用米飲湯送下日晚兼服石斛夜光丸其功甚速此藥入腎能鎮養精髓使神水不得外移抑其入心能鎮養心血使邪火不得一侵心與腎齊又何患目之不明也服藥後忌急怒房勞一切動火發物、

每兩紋銀二錢四分

馳名烏鬚藥

此藥烏鬚黑髮明潤如漆似少年自然之妙每用以茶滷調不稀不稠放於沙鍋內重湯煮半炷香取出上搽鬚髮上以絹包住過一宿洗去即黑、

每兩紋銀一錢

清心明目上清丸

耑治上焦火盛、眼目赤腫、白睛紅赤、上下胞腫、瘀眵熱淚、暴發昏花、一切眼目火盛之症、服之神効、每服一二錢、食遠茶清送下、忌葱蒜椒姜雞魚羊肉、孕婦勿服　每兩紋銀四分

明目蒺藜丸

治眼目諸症、內外障翳、視物昏花、迎風流淚、羞明怕日、雀矇青盲、暴發赤腫、雲翳氣矇、天行時眼、久患風疾、眼邊赤爛、不時舉發、癮澁痛痒、瘀眵熱淚等症、不論遠年近日、一切疑難眼病、悉皆治之、每服二錢、重者三錢、臨睡白滾水送下、忌氣惱勞碌、一切動火之物、此藥常服、補腎還睛、平肝明目、清肺降火、通利上焦、頭惱輕清、目病自除　每兩紋銀四分

綠袍散

專治三焦火盛、口熱生瘡、赤爛腫痛、脣皮燥烈、穢氣逼人、每用少許、上患處吐嚥不供、消腫止痛、解熱清毒、神効、　每錢紋銀五分

撥雲退翳丸

天眼者五臟六腑之精華凡益百骸之至要洞觀萬物朗視四方莫不由眼之照臨也眼之爲症甚多種種不一各有所屬因症而治大凡眼生雲翳白膜遮睛矇蔽癖人皆暗不明迎風流淚隱澁難忍皆由肝經有熱肺金不清氣怒上攻而然也用此丸能平肝清肺降火滋陰退風散熱消磨雲翳乃開光復明之聖藥也每服二三錢早晚用茶清送下白滾水亦可忌急怒烟酒葱蒜胡椒一切辛辣等物

每兩紋銀六分

黃連羊肝丸

斯丸以黃連爲君除熱毒明目以羊肝肝與肝合引入肝經爲使此藥專主肝經肝受邪者無不効也夫肝胆火盛兩目紅腫羞明眵淚眊矂𥈭顛睛珠疼痛眼捷卷毛無力常欲垂閉不敢久視視久脹疼及生雲翳澁熱等症每服一二錢食遠或臨睡茶清滾白水送下忌豬肉生冷怒氣房勞

每兩紋銀六分

撥雲散

此藥前點遠年近日不論新久雜患眼疾、一切風眼、火眼、暴發紅腫、或痛或痒、或瘀遮難開、怕日羞明、雲翳遮睛、眵淚昏花、眼邉赤爛等症、每用濕銀簪蘸藥少許、點大眼角內、閉目靜坐一時、日點三四次、神効、忌燒酒、葱蒜椒姜等物、

每管紋銀一分六釐

婦女諸症門

世人患病惟在氣血而已氣血和平豈有病乎經云男子貴養氣女人宜調經殊爲不知女人更宜養氣氣順則血行大凡婦人血不流暢多因鬱氣凝滯而不得宣通此必然之理也況太陰乃脾經之綱領脾爲通血之源流脾虛不能運化其精微而血無所生經水自然不調或爲赤白帶下或爲經閉不通久而不孕孕而不育繇命門火盛胎繫腐爛腰酸

（此页缺）

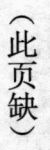

胎產金丹

此丹乃異人傳授岀治胎前產後、一切疑難危急諸症、百發百中、眞有越死回生之功、雖千金不易、故名胎產金丹、每服一丸、隨症調引、○一臨產米湯化服、一丸、助精神壯氣力、易於分娩、○一產後童便煮東酒化服一丸、神清體健、無血暈悶亂之患、○一行經後當歸湯化服三五丸、自然受孕安穩、○一懷孕之後、每月白朮條芩湯服三五丸、其胎堅固出長、○一屢經小產不受孕育、當歸熟地湯化服三五丸、永無墜墮之患、○一胎動不安、白蓮花瓣湯化服、○一勞役墜損、小黃米湯化服、○一胎漏下血、藕節棕灰湯化服、○一妊娠脚胃虛弱、中氣不足、人參湯化服、○一妊娠赤帶、紅鷄冠花煎湯化服、白帶用白鷄冠花湯化服、○一妊娠腹痛脹滿、木香磨水化服、○一妊娠腰腿酸疼、桑寄生湯化服、○一產後兒枕痛、用山查煮東酒黑糖湯化服、○一橫生逆產、並子死腹中、當歸川芎湯化服、○一泡衣不下、紅花益母草湯化服、○一頭胎交骨不開、龜板湯化服、○一產後乳汁不行、好酒當歸山甲湯化服、○

一姙娠轉胞、小便不通、琥珀磨水化服○一姙娠四肢浮腫、桑皮湯化服○一姙娠子脹、香附大腹皮湯化服○一姙娠子癇抽搐、鈎藤湯化服、○其餘經脈不調、月事參差、有餘不足、諸虛百損、癥瘕積聚、乾血勞傷、子宮虛冷、血海枯竭、一切婦女百病、俱用煮東酒化服、服藥後愼起居、節飲食、避風寒、戒氣惱、謹愼調理、爲至要也、

每丸紋銀一錢

理坤回生丹

保生論回生丹功効言曰、夫姙婦失宜、或勞役動胎、漏血不安、或子宮虛寒、久不成孕、或瘦燥不長、過期不生、日月雖滿、動轉無力、或致損墜、産時未至、惡露先下、胞絡枯燥、致令臨盆、或逆痼悶亂、連日不産、子死腹中、腹上氷冷、口脣紫黒、冷沫自出、惡露上攻、昏悶不省、喘促自汗、瘀血未盡、臍腹冷痛、寒熱往來、或因産勞虛損、身羸面黃、體瘦心怯、盜汗、飲食不進、漸成勞瘵、臨産常服、壯氣養胎、易生順産、滋陰養血、調和陰陽、密腠理、定臟腑、及胎前産後、崩漏帶下、室女經閉、月水不調、産後惡露不盡、胸腹飽悶、腹中有塊、惡寒發熱、兩脇刺痛、惡心嘔噦、氣惱傷肝、飽脹疼痛、不思飲食、眩暈不止、眼見黒花、寒熱如瘧、大便乾燥、四肢腫滿、敗血極熱、心中煩燥、言語顛狂、如見神鬼、敗血入心、失音不語、痢疾腹痛、百節酸疼、咳嗽痰喘、寒熱往來、或産後見枕疼痛、或子死腹中、横生逆産、或胎衣不下、凝結作痛、凡産後瘀血積滯、敗血流於臟腑經絡之中、變症多端、但用此藥、百發百中、萬無一失、煎湯頓化、用熱黃酒頓化通口服、産後傷寒頭痛身熱無汗、用葱薑加麻黃三分、煎湯頓化服産後傷風頭疼身熱有汗、用葱薑加桂枝三分、煎湯頓化服、産後無乳加天花粉、歸尾、炒山甲、黃連各三分、入酒內滚熱用酒中化一丸服

每丸紋銀一錢

艾附煖宮丸

専治婦女百病氣血不和、經候失期、行經作痛、兩脇脹滿、腰痛耳鳴、午後潮熱、夜卧虛煩、盜汗骨蒸、赤白帶下、子宮虛冷、久不成胎、或孕育多生或胎產傷血、或氣鬱傷脾、崩漏去血、以致肝脛有虧、四肢困倦、頭目暈眩、肌肉消瘦、骨節酸疼、變爲勞瘵、一切氣勝血虛等症、皆可服之、每服二錢、早晚各進一服、白滾水送下　每兩紋銀五分

下乳湧泉散

婦人乳汁、乃血氣所化、下爲月水、上爲乳汁、凡產婦乳汁不行者、其病有二種、有血氣壅盛、氣滯不通行者、有氣血虛弱、經絡閉澀不通行者、或乳少不足用者、或全然不見行者、並用此藥、每服二錢、臨睡用煖黃酒調服、忌氣惱椒姜辛辣之物、宜用豬蹄鯽魚等湯、或食芝麻核桃之類、早晚用木梳刮乳房二三十遍、此皆外施之良方、無不神効、

每服紋銀三分

調經丸

凡婦女經候以經期爲要經調則百病不生或先期而行或過期而行前後無準紫血成塊來而腹痛或淡而血少經閉不通或崩漏不止帶下白淫不能孕育此經候不調之症也此藥專主調經治婦女百病久服種子每服一二錢空心温黃酒送下白滚水亦可忌氣惱

每兩紋銀五分

滋陰至寶丸

治婦人諸虛百損五勞七傷經脉不調肢體羸瘦此藥尚調經水滋血脉補虛勞扶元氣健脾胃養心肺潤咽喉清頭目定心慌安神魄退潮熱除骨蒸止喘嗽化痰涎收盗汗開鬱氣利胸膈療腹疼解煩渴散寒熱祛體疼大有奇功不能盡述每服二錢空心臨睡白滚水送下忌氣惱勞碌

每兩紋銀五分

七製香附丸

專主調經、治婦女百病、療經閉、治崩漏帶下、補虛勞種子、嗣産育小產諸病、胎前産後、癥瘕積聚、氣逆血塊、肚腹疼痛等症、凡婦人血氣虛實有餘不足、變生諸症、無不治之、本草言香附子開鬱順氣、消滯寬中、逐瘀調血、治婦女如仙方、許此藥行中有補、補中兼消、令人七製調和藥性、不寒不熱、有無窮之理、不測之功、婦女科之要藥也、每服二錢、早晚各進一服、溫黃酒送下、白滾水亦可、

每兩紋銀五分

婦科濟陰丸

此丸養血補氣、健脾胃、煖子宮、滋腎、調經、養肝潤肺、清虛火、退潮熱、理三焦、調五臟、強腰健步、久服種子、凡婦女諸虛百損、腰痛耳鳴、瘦弱面黃、盜汗發熱、勞嗽痰血、經脈不調、血衰不成孕育等症、皆可服之、每服一二錢、空心白滾水送下、忌氣惱、

每兩紋銀五分

女金丹

此藥調經養血安胎順氣、不問胎前產後、月事參差、有餘不足諸虛百損、子宮虛冷、腰痛耳鳴四肢酸因積年氣凝血滯肚腹疼痛手脚頑麻崩漏帶下、癥瘕聚塊、乾血勞傷、一切婦女百病、無不神効、每服二三錢空心黃、酒送下、白滚水亦可、久服種子有驗胎前產後各進二三十服大有奇功、此方女科中聖藥也、

每兩紋銀五分

催生兔腦丸

專治婦人生理不順、產育艱難或橫逆或體大並皆服之此藥束胎易產不傷小兒身體、又且保大人萬全、但婦人臨產覺肚腹疼痛或大痛不下、用藥一丸溫水送下、立刻即產、男左女右手心中握藥出屢經屢驗、

每丸紋銀一錢

四製香附丸

專治婦人經脉不調、崩漏帶下、經閉不通、氣塊血塊、小腹疼痛、脇肋脹滿、胸膈阻塞、嘔吐惡心、並皆治之此藥安胎種子、滋血脉、補虛損、扶元氣、健脾胃、進飲食、止嘔吐、消脹滿、除骨蒸、開鬱結、利胸膈、止咳嗽、化痰涎、及胎前產後諸症、皆可服之每服一二錢溫酒滚白水任下

每兩紋銀四分

益母草膏

此膏能調經種子、逐瘀生新、理氣和血、養肝補心、安魂定魄、婦人一切產後諸症、悉皆治之如胎漏難產、胎衣不下、血暈不止、血風血痛、崩中漏下、溺血便血之症每服三五茶匙用熱黃酒調下早晚各進一服又治折傷內損、瘀血停積、每遇天陰則疼痛難忍、並服此膏神効

每兩紋銀八分

婦科五淋丸

五淋者血膏石肉勞也、小便中血滴瀝者血淋也、氣血凝出如糊膏淋也、火氣前爍如砂者石淋也、氣血結聚出如塊者肉淋也、因勞而作者勞淋也、皆屬膀胱氣閉澁熱而結也、其症小便澁滯渾濁壅塞赤腫疼痛淋血或濁如精髓或出成塊或如沙石逄溺痛如刀割、凡婦女諸淋症日久恐便內生瘡急宜治之、此藥能疎下元、調暢水道、止淋瀝、消脹痛、大有奇功、不能盡述、每服二三錢、濃煎燈心湯送下、忌煎炒炙煿等物、孕婦勿服

每兩紋銀六分

內補養榮丸

治婦人諸虛不足、血海虛敗、頭目昏眩、面色痿黃、經候愆期、赤白帶下、腰痛耳鳴、四肢少力、子宮虛弱、不成孕育、及胎前產後諸虛百損之症、皆可服之、每服三錢、空心用龍眼湯或黃酒白滾水送

每兩紋銀六分

神効產靈丹

此丹耑治產後惡露不下○下之不盡、胸腹脹悶、積塊疼痛、兩脇刺痛、百節酸疼、嘔吐惡心、不思飲食、眩暈不止、大便乾澁、四肢腫滿、或敗血熱極、心中煩燥、言語顛狂、如見鬼神、或敗血入心、失音不語、或兒枕疼痛、或子死腹中、或橫生逆產、或胎衣不下、腹上冰冷、口唇紫黑、惡露上攻、昏悶不省、喘促自汗、寒熱如瘧等症、並皆治之、每服一丸、無灰酒化下、忌一切氣惱生冷難尅化之物、

每丸紋銀一錢

益母丸

耑治產後頭暈眼黑、耳鳴、敗漬去血過多、或惡露不行、臍腹疼痛、或榮衛虛損、過食生冷、停滯不化、或中風傷寒、頭疼、口苦、遍身拘痛、及七情相干、以致發熱惡寒、自汗、口乾、心煩、咳嗽、兩脇脹悶、飲食少進、並皆治之、每服一二丸、溫酒送下、或姜湯亦可、此藥大能均氣活血、產後諸般雜症、甚有功効、

每丸紋銀一分

千金止帶丸

治婦人氣血不調、赤白帶下、淋漓不止、或如魚腦、久致白淫腥臭、積氣凝滯、疼痛脇脹、腰酸帶下、日久氣血兩虛、頭眩耳響、四肢倦怠、多睡少食、骨蒸潮熱、肌肉消瘦、致成勞瘵、每服二三錢、空心滚白水送下、忌氣腦勞煩

每兩紋銀六分

佛手開骨散

耑治婦人臨產之時、交骨不開、生理不順、或頭胎未曾經生產者、或橫體大、或因墜損、未及產時、惡露先行、胞漏血枯、胎澁橫而不下、連日不生、或血脹胎衣難下、及子死腹中、產母悶亂、口唇紫黑、凡一切臨產危急之症、無不立驗、每服三錢、水對黃酒少許、温煖服、

每服紋銀二錢

勝金丹

專治婦人月水不調或過期不來或崩漏不止子宮虛冷久無子嗣或血癖氣積不時作痛四肢浮腫嘔逆惡心虛煩勞倦面色痿黃赤白帶下或如爛肉盜汗不止血勞虛勞骨蒸潮熱積年血風脚手麻木半身不遂及室女虛損勞弱經脈不調並宜服之每服二丸空心溫酒化下滾水亦可　　每丸紋銀一分

養血安胎丸

治孕婦脾胃虛弱血不充實以致腰酸腹脹時常見血四肢無力飲食少思足膝浮腫大便不調赤白帶下或素性有熱常生虛火三四月內不能容慣小產每服一二錢早晚用滾白水送下不惟胎孕穩固更能內消胎毒他日痘疹稀疎母子咸受其益　　每兩紋銀六分

八珍益母丸

專治婦女胎前產後諸虛百損月水不調子宮虛寒不受孕育產後勞弱婦女宜服此藥順氣養血調經種子治婦可每服一丸滾白水送下　　每丸紋銀一分

孕婦金花丸

孕婦之病、諸藥有妨胎氣、如孕婦風火上攻、頭目口乾、鼻塞、頭疼、咳嗽、眼目紅腫、迎風流淚、痰涎壅盛、頭目眩暈、鼻流清涕、如遇此症、諸藥難服、此藥保胎止嗽、清火明目、真孕婦清火之聖藥也、每服二錢、姜湯送下、

每兩紋銀六分

十珍香附丸

專治婦女血虛有熱、氣鬱不舒、心神恍惚、經脈短少、耳鳴腰痛、夜卧不寧、子宮虛冷、不受孕育、或受而不安、累經墮落、以致肝經虧損、月水不調、脇肋脹滿、小腹疼痛、肌肉消瘦、飲食不甜、頭目眩暈、四肢困倦、以上諸症、悉皆治之、此藥專能調經養血、安胎種子、扶脾氣、補虛羸、滋血脈、以及胎前產後、一切不足之症、久久服之、大有奇効、每服二錢、早晚用滚白水送下、忌勞碌氣惱、生冷油膩等物、

每兩紋銀六分

當歸內補丸

大凡婦科胎病經病多起于氣血兩虛或平素憂恚氣惱傷肝飲食不節思慮傷脾憂怒結鬱中脘或產後失調或血山崩漏以致榮衛大傷自然血弱肝邪旺盛胃氣受虧耗損真元所以胎滑小產赤白帶下或經水將行凝滯肚疼或經水已行腹脹嘔吐心跳頭眩腰疼發熱或日期前后偏多偏少或斷經之後淋瀝不止或室女經候當行不行皆由月水愆期衝任大損之故也久服此藥自有立驗之功每服二錢五分臨睡淡棗湯送下　每兩紋銀五分

千金保胎膏

專治妊娠脾胃虛弱氣血不足肝腎虧損子宮虛冷以致腰腿痠疼脇肋脹滿面色痿黃四肢浮腫肚腹疼痛時常見血三四月內血不能養胎屢經小產並經候失期行經作痛赤白帶下崩漏不止氣逆血塊白濁白淫久不孕育者皆可貼之此膏保固真元竟實血海溫煖子宮安胎種子大生化育之功每貼數日一換貼臍下　每貼紋銀一錢五分

通經甘露丸

治婦人經血不通、氣塊血塊、凝積不散、小腹疼痛、兩脇脹滿、及崩漏腸風、赤白帶下、血風五林、產後積血、瘀滯疼痛、癥瘕諸疾、並骨蒸勞熱等症、夫婦陰血陽精不交成疾、並治神効、每服七八分、或一錢、餘病輕重加減用之、空心溫黃酒送下、忌氣惱等症、　每兩紋銀七分

婦科烏金丸

治婦人三十六病、思慮氣惱、變生多疾、孕育不成、崩中帶下、五心煩熱、口苦咽乾、飲食無味、身痛羸瘦、面目痿黃、手足酸軟、經水不勻、臍腹脹痛、鬢髮黃落、喜臥倦起、產後惡血上攻、心腹刺痛、敗血不止、及于宮一切惡疾、經驗奇効、每服一二錢、看病輕重加減用之、鹽湯溫黃酒或艾醋湯白滚水任下、早晚進二服、忌怒氣思慮、

每兩紋銀六分

坤順丹

此丹專治婦人諸虛百損經脈不調凡胎前產後諸症服之屢經屢驗有起死回生之功各隨症調引○一經閉桃仁歸尾紅花煎湯下○一胎動漏血阿膠化湯下○一素患小產臍腹作痛漏血不止糯米湯下○一生產艱難生菜子湯下○一子死腹中炒鹽湯下○一赤白帶下阿膠艾葉湯下○一胞衣不下童便米酒下○一血暈不省人事歸身煎湯下○一嗽喘杏仁桑皮煎湯下○一中風牙關緊閉半身不遂手足拘攣舌音不轉童便老酒下餘症俱用老酒送下

每丸紋銀一錢

回生丹

治孕婦臨產艱難或子死腹中以致面青唇黑胎衣不下煩悶昏迷及產下血暈不省人事惡露崩冲繞臍作痛血滯浮腫身熱頭疼寒熱往來見鬼狂言失音不語一切危急異惡之症有起死回生之妙每用一丸提碎以童便白湯送下百發百中無不効

每丸紋銀三分

四製益母丸

耑治胎動不安，下血不止，當歸湯下。生產前後先用一丸，安魂定魄，諸病不生。橫生逆產，胎衣不下，心腹刺痛，炒鹽湯下。中風牙關緊急，失音不語，童便酒下。不思飲食，骨節疼痛，米湯下。眼目昏暗，頭痛口渴，如見鬼神，狂言不省，薄荷湯下。老酒亦可。心內悶熱，結成血塊，或餘血不散，腹中刺痛，或發寒熱，或滿月血氣不通，咳嗽痰喘，四肢無力，大小便不通，俱用酒下。痢疾并血崩，糯米湯下。赤白帶下，艾葉湯下。　每丸紋銀一錢

產後烏金丸

此丸耑治婦人百病，除懷胎不胎不服外，臨產服一丸，即能催生。並治產後諸久不生孕育，赤白帶下，月水不調，難子，死腹中，橫生逆產，胎衣不下，產失血，言語昏亂，神魂恍惚，或口乾煩悶，痰如鋸聲，潮熱頭痛，及小便不通，產後敗血如鷄肝，致兩脇脹滿，嘔吐，瘧疾，身面浮腫，半身不遂，角弓反張，骨節痠疼，產後血塊疼痛，百病。兼治并男婦登墜馬跌打損傷，通用無灰黃酒送下。　每丸紋銀一錢

小兒百病門

人稟天地受氣于父母始生人也雖有其体手足未舉神魂未定臟腑軟脆不過一形骸耳一切赤瘤丹毒臍腹等症皆胎前不禁之故以致先天受病最難醫治至于變蒸之後已過週歲筋骨以漸而堅聲色以漸而加智慧以漸而發知覺運動方始成童此後一天生物不息而應萬事者也欲令兒身無病全在飲食調養其油麪肉食瓜菜生冷不可

食之太早，臟腑薄弱，豈能運化，又不可過于溫飽，純于惜愛，肌膚不密，寒暑易侵，諸病繇此而生。調理之法，不專在醫藥，惟調乳母，節戒飲食，開鬱理氣，使脾胃無傷，乳汁和平，根本常固，兒豈有病乎。

珠黃琥珀抱龍丸

專治小兒急慢驚風、痰涎潮搐、夜啼發熱、並四時感冒傷風、及物背客忤、面青口禁、睡卧不寧、氣粗喘滿、風熱痰實等症、並皆治之、每服一丸、溫水化下、驚風薄荷湯化下、痘疹首尾宜服三五丸、能解胎毒、此藥專治初生小兒百病、大能鎮驚安神、寧心定志、除諸熱、化痰涎、止嗽定喘、調胃和中、壯實小兒、乳母忌動火之物、

每丸紋銀一分

羗活丸

治小兒感冒風寒、瘟疫傳染、增寒壯熱、頭疼身痛、鼻塞清涕、夜卧不寧、發渴飲水、嘔吐惡心、咳嗽喘急、驚悸抽搐、狂言譫語、如見鬼神、及痘疹發熱初起未明、并外感風寒、瘟疫等症、並皆治之、每服一丸、淡姜湯化下、傷食山查湯化下、痘疹不出、山川柳湯化服、驚風諸熱、薄荷湯化下、忌肉麪難化等物

每丸紋銀一分

普濟回春丹

專治嬰童小兒痘疹發熱，疑似未明，及傷風傷寒，瘟疫傳染，其症頭疼身痛，乍寒乍熱，嘔吐噁心，跌撲驚風，恐抽搐如風，口舌生瘡，面赤喘急，煩燥不寧，發渴飲水，晝夜無度，眼澀昏睡，呵欠煩悶，鼻流清涕，咳嗽噫噴，腮頰紅腫，吐血衄血，狂言譫語，如見鬼神，一切温熱之症，並皆治之。此藥大能清瘟消毒，解肌透表之聖藥也。凡未出痘者，倘遇四時不正，預服三五丸，其毒自然輕減，易出易收，而無痒塌陷伏之患矣。週歲以內者，每服半丸，二三歲以內每服一丸，三五歲者每服二丸，隨症調引。○痘疹發熱不出，山川柳湯化下。○傷寒無汗，麻黃湯化下。○傷風，防風湯化下。○瘟疫，酸梅湯化下。○傷食，山查湯化下。○驚風諸熱，薄荷湯化下。○咽喉腫痛，山豆根湯化下。○煩燥，淡竹葉湯化下。○咳嗽，梨湯化下。○小便短赤，燈心湯化下。○失血，生地湯化下。○諸腫毒，金銀花湯化下。○大便結燥，蜜湯化下。○譫語，犀角磨水化下。○音啞，麥門冬湯化下。○其餘諸症，俱用燈心湯送下。

每丸紋銀二分

金衣抱龍丸

專治小兒急慢驚風、積熱痰實、或因外感風寒、並客物忤物、牙關緊急、面青口噤、目眼頻閉、反張竄視、抽搐昏悶、痰涎壅盛、睡卧不寧、氣粗喘滿、夜啼發熱、並四時感冒、痘疹發斑、或出生小兒臍風撮口、驚天弔等症、並皆治之、此藥能解胎毒、走風清熱、化痰鎮驚、安神寧心、止嗽定喘、大有奇功、每服一丸、薄荷湯化服、乳母忌動火之物

每丸紋銀三分

一千金保童丸

治小兒五疳積聚、痞塊、吐瀉傷脾、飲食傷胃、面黃肌瘦、好食泥土、溺如米疳、吐虫便虫、肚腹疼痛、日晡潮熱、眼閉羞明、髮鬓毛焦、肚大青筋、牙齒潰爛、大小便不調等、並皆治之、十歲者每服一錢五分、五六歲者每服一錢、每日早晚滾白水送下、忌肉麵油膩甜食難尅化之物、此藥常服、化滯消積、清火化痰、健脾開胃、殺虫消疳、消腹內一切新久滯物、多進飲食、令兒肥壯

每兩紋銀八分

仙傳至寶丹

專治小兒肚瀉驚疳及一切百病、皆因此丹乃先賢遺方而成以極萬世之嬰兒隨症調引諸病如遺寶嬰之術至矣故曰至寶丹每服一丸量兒大小加減丸數傷寒夾驚發熱葱姜湯送下傷食嘔吐泄瀉姜湯化下、赤白痢疾米湯化下、久瀉傷脾蓮肉湯化下大便燥結蜜湯化下小便赤結竹葉湯化下諸熱薄荷湯化下煩渴麥門冬湯化下吐瀉霍亂藿葉湯化下咳嗽痰喘梨湯化下積聚腹痛姜湯化下傷乳飲食山查湯化下、急驚風薄荷湯化下、慢驚風人參白术湯化下疳疾溏溺大便不調小便如疳陳倉米湯化下諸痢後無精神不思飲食姜棗湯化下、諸般雜症俱用滚白水送下

每丸紋銀一分

白玉丸

治痰喘壅盛咳嗽嘔吐宿乳宿食老滞積痰堵塞不通肚腹脹硬上熱下冷大小便不通吐乳下乳或下臭穢及驚風眼目上視搖頭抽搐風痰氣喘臍腹撮口等症每服五七丸量兒大小加減丸數白水送下以利為度

每錢紋銀八分

清金寧嗽丸

專治小兒咳嗽痰實、嘔吐喘滿、口燥舌乾、聲重音啞、一切肺經不清、風熱鬱結、並感冒之後諸症悉愈、惟咳嗽不止者、每服一丸、四五歲者服二丸、此藥大能潤肺定喘、止嗽化痰、清火寬中、每用不拘時、秋梨三四片、大蘿蔔一二片、煎湯化服、忌麪食油膩生冷動火之物、

每丸紋銀一分

解肌寧嗽丸

專治嬰童小兒肺胃不清、痰涎壅盛、胸膈不利、夜卧不寧、咳嗽痰喘、咽喉腫痛、或感冒風寒、發瘄隱疹、一切有痰有火等症、並皆治之、此藥疎風寒、解肌表、止喘嗽、化痰涎、利胸膈、清肺胃、効難盡述、每服一丸、五六歲者、每服二丸、白滾水亦可、驚風諸熱、薄荷湯化服、傷乳傷食、山查湯化服、咳嗽痰盛、梨湯化服、忌生冷動火之物、食乳者、乳母忌動火之物、

每丸紋銀一分

小調中丸

專治嬰童小兒飲食不調過食厚味甘甜生冷難尅等物不能運化以致脾胃不調泄瀉痢疾腹脹疼痛發熱口乾小水黃赤及滯火上攻頭目口舌生瘡夜卧不寧大便不通嘔吐惡心或因宿乳成痰腹中積塊或因驚滯不散咳嗽痰喘此藥化積聚消乳食通暢大小腸逐利病源立見神効微利爲度紅白痢疾水瀉俱用燈心湯送下其餘病山查湯送下俱用白滾水亦可一歲上下者每服半分二三歲者服一二分四五歲者服二分五六歲者服三分七八歲者服四分十歲外者服五六分看小兒壯弱病之輕重加減丸數無不神効忌生冷油膩

每兩紋銀一錢五分

癬瘡禿瘡油藥

凡小兒癬瘡禿瘡皆因父母不節嗜酒太過素食炙煿之物及其生育以致生此頭面癬瘡綿綿不已俱受之胎毒也此油專治頭瘡癬瘡胎毒風熱搔痒成瘡膿水不止此藥搽患處無不効也

每兩紋銀八分

七香丸

治小兒傷食停滯，胸膈滿悶，飲食少進，嘔吐惡心，吐痰吐水，面黃肌瘦，傷食積滯，發渴飲水，痰實咳嗽，心腹疼痛，及初起紅白痢疾，一切滯熱等症，悉皆治之。此藥消積滯，化痰飲，清三焦，調臟腑，大有奇功。每服二三十丸，或五七十丸，十歲以上，服五六分，臨睡食遠姜湯送下，白滾水亦可。忌葷腥麪食油膩生冷等物。

每兩紋銀六分

加味蘆薈丸

專治小兒五疳疲疾，面色瘦黃，肚大青筋，嘔吐蚘蟲，腸鳴滯瀉，四肢枯細，眼閉羞明，髮聚毛焦，口鼻牙疳，日晡潮熱，溺如米泔，潰爛牙齦，齒落頰顋腐爛等症。每服三五分，量兒大小服之，空心白滾水送下。

每兩紋銀八分

啟脾丸

治脾胃虛弱、飲食不進、肌體瘦弱、久瀉不止、腹脹疼痛、多睡少食、胃嘔不和、脾虛久痢、此藥健脾胃、進飲食、止久瀉、消虛脹、止寒瀉、肚痛、理脾益胃之聖藥也。大人服二丸、小兒服一丸或半丸、空心米湯送下、白滾水亦可。

每丸紋銀一分

金蟾丸

專治小兒脾胃失調、積滯痞塊、五疳黃瘦、四肢枯細、肚大青筋、頭髮黃落、牙疳口臭、小便赤黃、溺如米湯、大便不調、惡心嘔吐、好食煤灰炭土等物。十歲小兒每服七八分、再小再減。此藥健脾胃、平肝火、磨痞積、退朝熱、剎諸虫、寬中理氣、鎮驚化痰。每日空心白滾水送下。

每兩紋銀八分

香藿正胃丹

專治小兒感冒傷風、中暑霍亂、或傷乳傷食停滯不化、以致頭疼、身熱嘔吐、滯瀉、乍寒乍熱、吐痰吐水、肚腹疼痛、口乾發渴、睡臥驚恐、煩燥不寧、搐搦如風、寒熱瘧疾、一切脾胃不和等症、並皆治之、每服一丸或二丸、傷食山查湯化服、嘔吐姜湯化服、泄瀉燈心湯化服、吐瀉霍亂藿葉湯化服、其餘諸症、俱用白滚水化服、忌生冷麪食葷腥油膩難尅化之物、

每丸紋銀一分

天一丸

大槩小兒本天一生水、凡治病以利小道爲捷徑、小兒陰不能配陽、血不能配氣、故病作皆屬於火、韓先生定此方清心利小便、正所以散火也、凡小兒蘊熱、丹毒、驚風、痰熱、變蒸發熱之症、用此藥最當、而嘔吐瀉痢諸症、無不効也、每服一丸、多用燈草煎湯化服、乳母忌食熱物、

每丸紋銀一分

牛黄鎮驚丸

治小兒急慢驚風癲癇天弔客忤物忤牙關緊閉驚風痰熱手足動搖眉眼頻閉反躬竄視舌強口禁昏悶不醒一切驚風危惡之症及初生小兒臍風撮口噤禁胎驚胎癇內弔夜間不寧恍惚多啼每服一丸金銀物煎湯化下薄荷湯亦可初生小兒服半丸四五歲者服二丸此藥截風定搐化痰解熱袪風鎮驚定心安神其効如神眞起死回生之良方也　　每丸紋銀三分

燒針丸

專治小兒脾胃不安嘔吐泄瀉每服三五丸量兒大小輕重加減用之用鐵針插藥放燈上燒存性研爛涼米湯調服冬月溫米湯調服瀉者食前吐者無時　　每錢紋銀四分

神効五疳丸

夫疳疾五種其病關乎五臟皆因小兒臟腑嬌嫩恣食甘肥厚味生冷油膩停滯不化遂成疳疾其病腹大青筋瘦弱面黃四肢枯細毛髮稀落口臭鼻乾牙根出血齒齦蝕落眼澁羞明喜咬指甲好食泥土寢汗自汗午後燒熱尿如米泔溏瀉腸鳴精神倦怠長生熱毒或下疳潰爛皆疳疾之症也此藥健脾平肝磨積殺虫久久服之大有奇功十歲者服一錢七八歲者服五六分三四歲者服二三分每日早晚用白滾水送下忌肉麫生冷油膩甜食難尅化之物　每兩紋銀一錢五分

五福化毒丹

治小兒蘊積熱毒唇口生瘡牙根出血口臭難聞頰須赤腫咽乾煩燥并痘後餘毒疹後諸熱頭目身體常生瘡癤實熱丹毒胎熱不解潮熱痰壅咳嗽痰喘大小便赤結等症並皆治之每服一丸用薄荷湯送下滾白水亦可　每丸紋銀一分

秘製保嬰丸

喆治小兒四時瘟疫、外感風寒、壯熱頭疼、鼻塞淸涕、驚風搐搦、咳嗽痰涎、一切風熱鬱結、寒火相急等症、每服一丸、白滾水化服、三五歲者服二丸、傷寒無汗發熱、姜湯葱湯化下、驚風潮搐發熱、薄荷湯送下、火盛茶淸送下、傷食發熱、山查湯送下、瘢疹發熱不出、三川柳湯送下、痘疹發熱、芫荽湯送下、凡小兒發熱、或驚或痰、疾病初起、未分傷風傷寒傷食傷熱、能表痘表疹、解熱解毒、一切難明之際、宜服此藥、解表微汗、庶無悞事、忌肉麪甜食、吃乳者減用、　每丸紋銀一分

硃砂丸

治小兒諸經積熱、頭眩目赤、口瘡重舌、咽喉腫痛、咳嗽痰喘、鼻塞聲啞、結痰壅盛、遍身瘡癢、或有瘡癤、大小便不通、及肚腹疼痛、實熱驚風等症、並皆治之、每服二三分、不拘時、用茶淸送下、咽喉腫痛、薄荷湯送下、大便不通、朴硝湯送下、小便不通、燈心湯送下、泄瀉忌服、妙不盡述、

每兩紋銀一錢

（此页缺）

醒脾丸

能健脾養胃、除濕利水、消食化痰、益氣補中、調和五臟、充實肢體、凡虛損勞弱、脾病胃病、不思飲食、多困食少、漸漸羸瘦、面色痿黃、大便不調、久經瀉痢、或久病雜症、可常服之、每服五分或一錢、量人大小加減用之、米湯送下、白水亦可、忌生冷油膩、

每兩紋銀八分

清胃保安丸

治嬰童小兒一切傷乳傷食、肚腹疼痛、發熱增寒、嘔吐泄瀉、不思飲食、痰嗽流涎、夜啼驚滯、睡臥不安、一切宿乳宿食、脾胃不和、變生百病、每服一二丸、滚白水調下、乾吃亦可、多服無妨、常服養胃健脾、磨積殺虫、藥性平和、不傷元氣、後解飲食半日、仍忌生冷、油膩堅硬難尅化之物、乳母者忌動火之物、

每丸紋銀一分

保幼化風丹

專治小兒四證八候驚風潮熱痰涎壅盛宿乳宿食不能消化嘔吐發熱睡臥不寧夜啼驚怕咳嗽痰喘胸膈不開大便燥熱小便不清上熱下冷吐乳吐痰一切驚風痰熱並皆治之每服一丸白滚水化下驚風薄荷湯化下傷食山查湯化下夜啼燈心湯化下心經火盛胎熱胎毒犀角磨水化下痰嗽梨湯化下日進二服忌肉麪甜食食乳者減乳食乳母忌發物

每丸紋銀一分

小兒一捻金

治小兒風痰吐沫氣喘咳嗽肚腹疼痛肺脹喘滿胸高氣急兩脇搧動陷下作坑兩鼻竅張悶亂嗽渴聲啞不明痰涎潮塞不思飲食等症並皆治之每服二三分蜜水調服仍看病之輕重虛實加減用之無不準驗

每錢紋銀三分

眞色五花丸

治小兒一切所傷痰涎壅盛、胸膈不利、乳食不消、變生癖疾脇肋硬滿、按之疼痛及一切急慢驚風發搐、並皆治之、一歲小兒數丸、二三歲二三十丸、量兒大小加減服之、食遠姜湯下、急驚金銀花薄荷湯下、慢驚生姜全蝎湯下、大兒亦可服之、　每兩紋銀八分

小兒香橘丹

專治小兒面黃肌瘦、腹脹疼痛、不思乳食、身體倦怠、嗜卧多睡、皆因飲食不調、損傷脾胃、以致嘔吐惡心、胸膈飽悶、脇肋脹滿、食物不調、水瀉溏瀉、紅白痢疾、寒熱瘧疾、霍亂吐瀉、溺如米泔、積聚痞塊、驚悸不止、痰涎壅盛、一切脾胃不調等症、並皆治之、每服一丸、淡姜湯送下、滚白水送下亦可、眞小兒之妙藥也、忌麵食葷腥、厭菓生冷難化等物、

每丸紋銀一分

加味肥兒丸

夫小兒脾虛體瘦者、皆因飲食不調之所致也、蓋小兒脾胃嬌弱、多由母之姑息之愛、不知調養之法、恣食瓜菓生冷之物、肉麪甘甜之味、以共朝食暮食、漸致傷脾、瘦弱面黃、發熱壯脹、二便不調、脾土傷極、不爲痢病者鮮矣、此藥健脾養胃、化積消蟲、清熱止瀉、久服百病消除、令兒肥健、每服三五七分、早晚白滚水送下、及稟受脾虛、小兒失乳、皆可服之、

每兩紋銀八分

鷄肫丸

此藥開胃健脾、消滯寬中、磨積殺蟲、小兒五疳瘦弱、乳疾麪滯、肉積食氣、或過食油膩生冷甘甜美味、停滯不化、或吐或瀉、或疼或脹、成痰成積、成痞成塊、一切脾胃損傷等症、十歲者每服一錢、滚白水送下、早晚各進一服、四五歲者每服二三分、大人每服一錢五分、忌生冷厚味、

每兩紋銀八分

九寶丹

專治小兒肺經不淸、痰喘咳嗽、感冒風寒、身熱頭疼、鼻流淸涕、畏怕風寒、睡臥不寧、夜啼驚悸等症並皆治之每服一丸五六歲者服二丸如傷食咳嗽山查湯化服風寒咳嗽淡薑湯化服如久嗽不止梨湯化下此藥大能淸肺解表舒風化痰開胃和中甚有功効忌肉麪甜食一切生痰動火之物

每丸紋銀一分

導赤丹

專治小兒五臟實火、諸經積熱、面赤發渴、口舌生瘡、唇乾破烈、咽喉腫痛、咳嗽痰實、吐血衂血、牙根出血、腮項紅腫、常生熱毒、暴發火眼、耳底腫痛、胎熱丹毒、煩躁不寧、睡臥驚恐、大便結燥、小便赤澁、一切實熱有餘之症並皆治之每服一丸薄荷湯化下燈心湯亦可忌一切動火之物、食乳者乳母忌動火之物

每丸紋銀一分

外科損傷門

經云膏粱之變足生大疔、河間云諸疹瘡瘍、皆屬於火是外科諸症其標雖見於外、而其本實根於內也、察虛實辨寒熱、按臟腑經絡之所屬、分丸散膏丹之治療固在臨症祥審、而細究之至若鉄打損傷、諸患事出倉卒、人多棘手其施治之藥、若非預製於平時、何能奏功於俄頃本堂、一切膏錠膏藥眞實配合、不惜工本以備取用、孟子曰、有七年之病、求三

年之艾、苟爲不畜、終身不得、此之謂歟、

嵺峒丸

此方乃異人傳授功効非常藥性甚捷內可以服外可以敷專主逐瘀生新續筋接骨疎風活絡化痰蠲痺宣通氣血消腫解毒凡男婦小兒一切疑難之症百發百中妙難盡述每服一丸病重者二丸小兒每服半丸或一二分用無灰好酒送下外敷用清茶滷化開敷之○一治跌打損傷墜車落馬傷筋動骨瘀血不散凝結疼痛○一治皮膚中傷○一治筋重傷○一治中風中痰卒然暈倒牙關緊急不省人事○一治肺癰腸癰○一治半身不遂口眼歪斜筋骨拘攣手足麻木○一治打破傷風抽掣昏悶○一治癰疽發背對口惡瘡無名腫毒○一治瘋犬咬傷毒氣內攻○一治瘰癧年久不愈○一治癥瘕積塊○一治腹大蠱脹並山嵐瘴氣○一治產後瘀血上功昏悶不省○一治橫生逆產胎衣不下○一治婦人經閉不通○一敷婦人吹乳腫硬結核○一治小兒急慢驚風○一治蛇咬蜈蚣蝎螫等毒內服一丸外敷一丸敷者留頂并不可敷瘡口三日內切忌生冷瓜菓燒酒發物　每丸紋銀　錢

鹽水錠 又名觀音紫金錠

專治一切無名腫毒、瘰毒、漆瘡、癬毒、發痒、皮膚風毒、及蚍咬、虫傷、蚓螯、蜘蛛、蜈蚣等毒、夏月蚊虫濕氣腫痒不息、俱以津液或涼水磨化塗搽三四次、又治一切口舌生瘡、乳蛾、喉閉、嚼化半錠即愈、又治一切心胃疼痛、點大眼角一二次即愈、又治暴發火眼、癰腫疼痛、研爲細末、用管筒吹入二鼻孔中、又治諸般牙疼、研塗疼處、又治風眼老眼、眼邊赤爛、迎風流淚、將錠子甜水化開、重湯沌煖、臨睡時閉目洗兩眼邊角、神效、又治馬生骨眼、點馬眼角立效、 每兩紋銀五分

靈異膏

此膏專貼一切瘡瘍、如折傷皮肉、潰爛肉成瘡者、如形杖之後、而成瘡者如婦人乳頭因小兒吮破、而成瘡者、如是等瘡、俱可貼之、此膏能涼血解毒、消腫定痛、遂瘀生肌、長肉收口、屢貼屢驗、每用少許、貼於患處、神效 每兩紋銀一錢五分

紫金錠

一名玉樞丹、一名萬病解毒丹、一名神仙太乙紫金錠、一名八寶玉樞丹、一名萬病回春丹、解諸毒、療諸瘡、利關竅、治百病、內可以服、外可以敷、隨症調引、起死回生、眞爲衞生至寶、治一切飲食藥毒、蠱毒、瘴氣惡菌、河豚、喫死牛馬驢騾等諸毒、每服一錠、病重者連服、通利一二三次無妨、並用涼水磨服、諸蠱腫脹、大麥芽湯下、癰疽、對口、發背、天蛇頭、無名疔腫等諸惡瘡、風疹、癮疹、赤腫未破時、及痔瘡、並用無灰酒磨服、再用涼水調敷、日夜各數次、覺癢立消、已潰出膿血者、亦減分數、陰陽二毒、傷寒心悶、狂言亂語、胸膈壅滯、邪毒未發、諸宜下者、及瘟疫、喉閉、纏風、涼水薄荷磨服、傳尸勞瘵、用檀香湯磨服、心氣痛、或諸氣、黃酒、或姜湯磨服、久近瘧疾、臨發時、東流水、桃柳枝湯磨服、赤白痢疾、泄瀉、肚腹急痛、霍亂、絞腸痧、登症、及諸痧症、並用薄荷湯磨服、男婦急中、顛邪、唱叫亂走、鬼交、鬼胎、鬼氣、狂亂、失心、羊兒、猪顛等風、中風、中氣、口眼歪斜、牙關緊急、語言蹇澁、筋脈攣縮、骨節風腫、手足腰腿、遍身疼痛、行步艱辛、及諸亂證並用煖酒磨服、自縊、溺水死、心頭煖者、驚死、或鬼迷死、未隔宿者、俱冷水磨灌下、年深日久頭痛、太陽痛者、用酒入薄荷葉研爛、敷紙貼太陽穴上、牙疼酒磨塗、及含少許、良久吞下、小兒急慢驚風、五疳五痢、脾病黃腫、癮疹瘡瘤、牙關緊閉、並蜜下、薄荷磨下、及搽、並兒大小、一錠作三五次服、婦人經水不通、紅花煎湯送下、孕婦脾瀉勿服、打破傷損、油松節黃酒磨服、湯火傷、東流水磨塗、惡蟲風犬所傷、冷水磨塗、淡酒磨服、牛馬六畜中毒、亦以此救之、

按斯丹品味、皆解毒却病衛生之聖也、名之曰玉曰金、冀其惟珍惟寶、凡縉紳赴任、將帥行兵、士商外出、貧富居家、及遊燕都、山陝、閩浙、川廣、雲貴等者、俱宜攜之、以自衛、兼轉贈以衛人、製以備急、陰功豈淺鮮哉、有志於濟世衛身者、當留意焉、

每兩紋銀四錢

（此页缺）

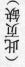

仙傳一貼膏

此膏昔遇異人所傳、貼之種種神効、専治男婦五勞七傷、諸虚百損、皮跌打閃傷、骨斷筋折、閃腰岔氣、瘀血凝滞、并風寒暑濕所傷、以致筋攣骨痛、腰背酸疼、脚膝軟弱、步履艱難、麻木不仁、癱瘓不遂、鶴膝風症、或陰毒附骨、流注作痛、但皮色不變、漫腫無頭等症、俱貼之、未成即消、已成則轉陽易治、若貼臍下、男能固精壯陽多子、治夢遺滑滞、下寒疝氣、女能調經、煖宮種子、消瘀血、治崩止帯、但男女一切諸痛諸疾、俱有神効、○癱瘓偏枯、隨症左右貼、軟腰穴及背心并踏骨處、餘皆貼患上痛處、神効、

每貼紋銀一錢

生肌膏

不論大小諸毒癰疽疔瘡、已破未破、俱宜此之初起日換一貼、將收口不宜常換、此膏大能解毒消腫、潰爛生肌、未破者即消、已破者易斂、功効常、不能盡述、膏有大小、量其瘡口貼之、

神仙蠟礬丸

専治癰疽發背、肩脊腦疽大小諸毒新舊瘡瘍、諸漏腸癰肺癰乳癰結毒、頑瘡粉瘤瘰核、不論遠年近日諸瘡惡毒腐爛膿血疔紫難潰經年不愈、久不收口者無不治之、此藥能固臟腑保護脂膜消腫止痛去腐生肌化疔敗毒、大有神効、每服一二錢溫黃酒送下白滚水亦可日進二三次肺癰蜜湯下忌發物、　每兩紋銀八分

内消瘰癧丸

瘰癧者經所謂結核是也、或在耳前後或項下、胸脇間累累如珠、或痛或腫、堅硬不化、此藥主之、每日臨睡低枕用白滚水送下一錢五分就卧一時、未潰內消潰者自愈、忌氣惱憂思、　每兩紋銀八分

封臍煖肚膏

専能溫脾胃煖丹田、止久瀉、久痢、風寒入肚腹內冷痛不止、用此膏封臍上、神効、孕婦忌貼、　每貼紋銀二分

金不換萬應神仙膏

治五勞七傷、遍身筋骨疼痛、腰脚軟弱、貼兩膏肓穴、兩腎俞穴○痰喘氣急咳嗽、貼肺俞穴、華蓋穴、膻中穴○左癱右瘓、手足麻木、貼兩肩井穴、兩曲池穴○男子遺精白濁、婦人赤白帶下、經脈不調、血山崩漏、貼兩陰交穴、關元穴○瀉痢日久、貼關元穴○瘧疾男子貼左臂、女人貼右臂自止○腰痛貼命門穴○小腸疝氣貼膀胱穴○心氣疼痛貼中脘穴○走氣疼痛貼兩章門穴○寒濕脚氣貼三里穴○一切無名腫毒、瘰癧、瘡癰、疥癬、楊梅、頑瘡、跌打損傷、痞塊積聚、滯氣疼痛、冷脹風吹、閃腰岔氣、寒濕留火等症、不必尋穴、皆貼本病患處即愈

每貼紋銀三分

臁瘡膏

夫臁瘡者或內因濕熱下流或外受風濕成毒或蚊咬皮膚抓破成臁以致兩臁紅腫黑色潰爛至骨或膿或血或流毒水臭味難聞痛痒無休諸藥無效經年不愈此膏貼患處專能疎風滲濕拔毒活血定痛止癢去腐生肌易於收斂不論遠年近日並皆治之大有奇功不能盡述忌酒色勞碌發物　每貼紋銀五分

神効白膏藥 又名魚兒膏

治癰疽發背對口疔瘡乳癰痞毒濕痰流注積年痔漏附骨疽瘡魚口便毒楊梅結毒日久頑瘡疥瘡棒瘡裂口凍瘡一切無名腫毒初起貼之立消已成貼之即潰拔毒排膿生肌收斂神効

白玉膏

専貼梅瘡頑瘡結毒臁瘡不論大小諸毒通用此藥能去腐生肌定痛消疼止癢消腫化疔解毒每用少許攤黑膏藥中心或攤紙上貼患處有疔者一日一換無疔者二三日一換　每兩紋銀一錢

夏枯草膏

夫瘰癧之症起於少陽之經皆氣血積熱而成大抵由厚味氣怒抑鬱不得舒悅而成結核結久不散或在頸項胸前累累連結成串而潰爛不能收口膿水淋漓可為終身之患即鼠瘡是也今製此膏其味辛苦大能散結除熱能消瘰癧瘿瘤宜通氣血久久服之大有奇効如有結核瘰癧瘿瘤之症者不可一日不服此膏日進兩三服每用十數茶匙白水調服忌鷄魚羊肉猪首椒姜厚味鉄器

每兩紋銀八分

綠雲膏

治癰疽發背對口惡瘡魚口便毒楊梅結毒疥瘡臁瘡裂口凍瘡瘰癧鼠瘡傷手濂瘡婦人乳瘡小兒疳毒此膏貼之大能拔毒滲濕疎風活血去腐生肌未破即消已破易歛其効非常不能盡述

阿魏化痞膏

專貼小兒痞疾、婦女癥瘕血塊、及大人五積六聚氣滯食積、肚腹脹大疼痛等症、先將病處用溫水洗淨、然後將膏藥烤煖貼患處、每日空心臨睡用煖手將疾病處揉百轉、其腹微響動、鼻聞藥氣爲驗、有一貼數日一換、再兼服藥爲妙、　每貼紋銀八分

舒筋活血定痛散

此藥舒筋活血、益氣壯陽、健筋強骨、治風吹冷捩、寒濕脚氣、腰疼腿酸四肢疼痛、虛寒不足、百節痠疼、專門跌打損傷、高墜落馬、傷筋動骨、瘀血不散留聚疼痛、及諸虛無力、麻木痠軟、一切折傷等症、無不神効、每服二錢、煖黃酒送下、白滚水亦可、病在上臨睡服、病在下空心服、上下俱痛早晚二服、忌風寒燒酒房勞

每服紋銀三分

生肌散

凡瘡毒破後難於收口者有氣血虛弱而不能生肌者有失於調養歛而復潰者種種不一予遵古方合生肌散敷於患處上用生肌膏貼之最能去腐解毒生肌長肉不數日其口易歛功效如神忌羊肉猪首等一切發物戒房慾

每錢紋銀五分

如意金黃散

治癰疽發背諸般疔毒跌樸損傷濕痰流毒大頭時腫漆瘡火丹風熱天泡肌膚赤腫乾濕脚氣婦女乳癰小兒丹毒凡外科一切諸般頑惡腫毒隨手用之無不應效誠爲瘡家良便方也用茶滷調敷腫處或葱湯同蜜搽

每兩紋銀五分

七釐散

治跌打損傷閃腰岔氣傷筋動骨墜車落馬瘀血凝結疼痛難忍者非此藥不能救眞乃損傷門第一方也

每服紋銀一錢

飛龍奪命丹

治一切無名腫毒、疔瘡、恶瘍、或癰疽發背、或對口、乳癰、邪毒内攻、肌肉紅腫、甚至肢體厥逆、筋脉拘攣、或嘔吐神昏、寒熱情亂、此丹如未成毒者、服之即散、已成毒者、服之立愈、以葱白三寸、嚼爛吐於手心、男左女右、將爛葱裹藥三五七粒、黄酒吞下、盡醉爲度、以被覆取汗、患在上者食遠服、患在下者空心服、　每丸紋銀一分

黄玉膏

此膏專貼一切諸瘡瘍、其色或紫、或黑、腫痛腐爛不愈、或不生濃、或不收口、疼痛不止、此皆毒盛火盛之所至也、此藥清熱解毒、消腫定痛、化腐生肌、每用少許、攤黑膏中心、或攤淨綿紙上亦可、其効非常、　每兩紋銀一錢

黄花油

專治火燒燎泡、水燙、秋燙、火毒内攻、急敷此油、清火去毒、生肌拔濃、其効非常、功難盡實、　每兩紋銀五分

瘰癧千捶膏

夫瘰癧者經所謂結核是也、或在耳前、或在耳後、延及頸項、下連缺盆、累累連結、皆爲瘰癧、此病起于少陽、一經日風日熱、日久流注、以致氣血兩虛、懷抱抑鬱、飲食少思、或日晡發熱、或潰而不斂者、用此膏貼之、數日一換、善能拔毒消腫、斂膿生肌、瘰癧中聖藥也、忌煙酒厚味忿怒憂思、

每貼紋銀二分

夾紙膏

此膏專貼傷手瘡、內臁外臁、蝎螫蚊咬、皮膚潰爛、濕熱腫破、痛癢無休、或膿或血、或流毒水、經年不愈、諸藥枉効、用此膏貼之、能滲濕拔毒、活血去腐生肌、膚除痛癢、易於收斂、如貼此膏、先用米泔水洗淨、後用此膏貼之、無不神効、忌猪首雞魚羊肉辛熱之物、

每貼紋銀一分

黄連解毒丸

專治三焦積熱、傳入血分、散及皮膚、發爲紅腫、大則爲癰爲疽、小則爲癤、爲毒、紅腫痛痒、無名腫毒、熱如火燎、煩燥不寧、五心發熱、消渴飲水、譫言妄語、咽喉腫痛、牙根出血、口舌生瘡、糜爛臭穢、耳底腫痛、暴發火眼、吐血衄血、大便燥結、小水赤黄、一切積熱成毒等症、並皆治之、每服一二錢、茶清送下、忌烟酒椒姜辛熱發物、孕婦勿服

每兩紋銀六分

疥瘡合掌丸

五疥者、乾濕膿砂虫也、五臟蘊毒而發、皆因血分熱燥、風毒尅於皮膚、多挾濕熱而成、其症痛痒不已、每用藥一丸、合掌火上烤熱、鼻吸藥氣、擦患處、再以火烤患處、每日一二次、忌食發物動火之物

每丸紋銀一分

連翹敗毒丸

治三焦積熱、風毒無名腫毒、諸般瘡毒、初起增寒發熱、四肢倦怠、內熱發乾、鼻塞頭眩、大小便秘結、及遍身大風瘡、小風瘡、疥癬、癮疹、痒痛無休、並皆治之、凡外科以成易潰、未成易消、此藥大能發表攻裏、清熱散風、行瘀活血、消腫解毒、疎通臟腑、功効甚捷、每服一二錢、茶清或白滚水送下、毒在上半身、臨睡服、在下、空心服、或早晚進二服亦可、孕婦忌服、戒發物烟酒、　每兩紋銀四分

梅花點舌丹

治諸般疔瘡、一切惡毒、癰疽發背、形惡腫毒、瘡瘍初起、一服即散、已成服之、即有頭頂、成濃易潰、每服一丸、先飲水一口、噙即用藥一粒、點舌尖上、待口內麻爲度、再用無根水送下、汗出爲効、忌葷腥生冷油膩之物、

每丸紋銀三分

拔毒散

此藥拔毒消腫止痛消疼、退熱凉血、丹毒熱毒無名腫毒敷之立驗、未成者敷之立消、已成者周圍敷之留中心毒頂易潰匝膿大有神效、每用藥末不拘多少、用茶滷調稀上患處、藥乾時用茶滷勒掃令熱毒氣出其毒自解、　每兩紋銀六分

癬藥

凡癬皆因風毒邪熱客于皮膚之間以致遍身走散、痛癢不已、或肌如癮疹、或圓或斜經年不愈者、用此藥調搽、不論乾癬濕癬苔癬風癬皆能治之、此藥去風止癢消毒却蟲、每手先搔患處後以藥搽上三四次自愈　每錢紋銀三分

白玉膏

專治一切大小諸般瘡瘍結毒粉毒痔壁爛臁癰疽頑瘡疔黑紫腐久不收口臭爛不愈、每用少許攤黑膏中心、或攤淨綿紙上貼患處疔腐自化、條條片片粘聯即下長肉生肌收口神效、　每兩紋銀一錢五分

離宮錠

專治諸毒惡瘡初起，恢赤皮肉不變，漫腫無頭，疔毒疥癩，懸癰熱毒，並一切蛇蠍惡虫所傷者，俱用涼水磨如墨，以筆蘸藥塗之，無不神効

每兩紋銀四錢

貼青散

此藥能活血逐瘀，散青消腫，一切跌打損傷，青腫疼痛，和飛羅麪、高醋調敷，或用雞蛋清調敷亦可

每錢紋銀二分

神効一筆鈎 又名白錠子藥

此錠能治疔瘡發背、腦疽乳癰，一切大小惡瘡，病重昏憒，多必不痛，或麻木，或發熱，用涼水磨此藥塗之，不起發者即發，不痛者即痛，未成者即消，已成者即潰，真有回生之功，乃惡瘡中之至寶也

每兩紋銀[illegible]

鐵箍散 又名諸毒圍藥

此藥專治一切無名腫毒、初起無頭、紅硬如石、乍寒乍熱、疼痛難忍者、此藥用陳醋調圍患處、未成者立消、已成者亦能散毒出膿、不用刀針、妙應如神　每兩紋銀一錢

紅綿散

能治肝經火盛、風邪上攻、或忿怒過度、以致津液壅滯、停耳生膿、發熱腫痛、堵塞脹悶、日流黃水、濕痒不已、先以綿杖搌乾膿水、另將翎筒、或竹吹藥至耳底、極効、忌動火之物、戒氣惱　每錢紋銀八分

湯火藥

專治一切火燒水燙等瘡、火毒傷於皮膚、或腫痛潰爛、浸淫膿水、疼痛難忍、皮肉不能收斂者、將此藥用茶滷調塗、敷于患處、乾則再上、日上數次、極能拔毒定痛、生肌長肉、易于收斂、其驗非常、忌羊肉、豬首等、一切發物　每兩紋銀一錢

黃水瘡藥

治脾經風熱濕毒、發於頭面、常生小毒、如粟米大、常流黃水、浸淫潰爛疼痒無休、用此藥敷之、如少乾、用燈油調敷、日上二三次即愈

每兩紋銀二錢

坎宮錠

治諸毒初起、焮赤腫痛、丹毒、熱毒無名腫痛敷之立驗、如痔疼痛、不可忍者、以此藥塗三五次、即愈、此藥能拔毒消腫止痛去瘀退熱涼血每用涼水磨化以筆塗藥塗於患處、

每兩紋銀四錢

蟾酥錠

治癰疽發背、無名腫毒、諸般惡瘡疼痛、腫硬、及一切蝎螫蚰咬、夏月毒虫、濕氣疼痛不止者、俱用涼水磨化、塗擦患處神效、

每兩紋銀四錢

解毒萬靈丹

此瘡不知扶正伐邪之法，欲求速効，妄投覇治，或用頂串昇降吞服，或用硃粉胆礬燻點，雖則旬日有驗，不知毒氣攻臟，經絡邪穢潛伏臟腑，或食發物，或過房勞，舊病復起，楊梅結毒，或魚口便毒，皮膚作痒，小水澁淋，其形紅腫堅硬，疼痛大小不等，筋骨盡痛，毒冲腦肩背，化鼻崩散，蔓四肢，釀成結毒，甚致毒流胎孕，殃及婦女，遺禍子孫，種種為害，宜服此藥，百發百中，每服一兩，服至一七，筋骨輕健，服至二七，瘀肉盡消，服至三七，諸毒除根，真乃外科門中第一方也。

每服紋銀三錢

利馬錐

専治騾駝驢騾馬驢，一切壓傷皮肉破爛等瘡，用之易于長皮收口，神効

每兩紋銀一錢

（此页缺）

遺補門

萬病急救丹

治中風中氣口眼歪邪牙關緊急語言蹇澀筋脈攣縮骨節風腫手足腰腿遍身疼痛行步艱辛及急中顛邪喝叫亂走鬼交鬼胎鬼氣狂亂失心羊兒諸顛等風俱用一丸研末煖黄酒送下即愈○中暑腹痛轉筋霍亂上吐下瀉絞腸痧等症用一丸研末温姜湯送下○中寒時行瘟疫初起傷寒四時感冒頭疼眼脹身熱發燒遍身疼痛用一丸研末熱姜湯送下出汗即愈○癰疽發背對口疔瘡天蛇頭無名腫毒諸般惡瘡及痔瘡初起用一丸研細末凉水調敷患處内服一丸黄酒送下即愈○一切飲食藥毒蠱毒瘴氣悞食河豚死牛馬等毒用一丸研末凉水送下○蝎螫蛇咬夏月諸虫蜈蚣等毒用一丸凉水調塗患處○赤白痢疾裏急後重噤口等痢用一丸研末薄荷湯送下○年深日久偏正頭風太陽疼痛者用一丸研細末黄酒調塗太陽上即止○風火牙疼用半丸研細末黄酒調塗内服半丸酒下即止○九種心胃疼痛用

一丸研末淡姜湯送下○新久瘧疾用一丸研末東流水煎桃柳枝湯送下○小兒急慢驚風五疳五痢脾病黃腫牙關緊急等症用半丸研末姜湯送下○女子經水不調婦人產後惡路不净用一丸紅花煎湯送下即行惟孕婦忌服○跌打損傷閃腰岔氣墜車落馬傷筋動骨瘀血不散凝結疼痛用一研末黃酒送下

每丸文銀三分

小兒寧嗽丸

專治小兒肺虛久嗽痰涎壅盛嘔吐喘滿口燥舌乾聲重音啞鼻流清涕發熱煩燥睡卧不寧飲食減少面目浮腫一切肺經不清痰熱久嗽之症及感冒之後餘熱不清咳嗽不止者並皆治之此藥大能清肺定喘止嗽化痰解熱寬中寧煩潤燥大有奇功妙難盡述每服一丸四五歲者服二丸用秋梨煎湯化下滚白水亦可忌油膩面食煎炒食乳者乳母忌一切動火之物

每丸文銀一分

雙解香蘇丸

專治四時感冒風寒停食積滞胸膈飽悶嘔吐惡心頭眩頭疼腹痛腰酸增寒壯熱手足戰慄咽嗌不利骨節酸疼或口中發苦或鼻孔出火惟此藥最能清火散寒快膈寬胸每服二錢伍分不拘時姜湯送下

每兩紋銀伍分

鎮驚錠

治小兒急慢驚風痰涎壅盛咳嗽發熱胎驚內吊驚恐多啼夜間恍惚不寧山根青色唇口眉眼頻閉癲病發搐反躬竄視昏悶不清牙關口噤手足痿痺等症但能開口灌下無不効應此藥截風定搐鎮肝安神寧心化痰大有神効每服一錠薄荷湯研爛化服看兒大小輕重加減用之忌風寒驚嚇減耐乳食大人忌厚味熱物

每錠紋銀三分

導痰小胃丹

此藥上可取膈上之濕痰下可取腸胃中之積痰每服二三分或早或晚

二日用一服淡姜湯送下量人虛實加減丸數但中病而已不可多用恐傷胃氣治一切痰滯痰痞流入腸胃絞痛不已痰氣上攻頭目眩暈頭痛頭風痰在膈上哮吼喘急嘔噦咳嗽吐逆不食脹滿煩悶嘈雜吐酸凡一切痰飲爲患俱用姜湯送下便下惡物卽愈痰兼火盛用茶清送下雖十數年痰滯痞塊不過十服卽見奇効及壯人中風不語癱瘓初起淡姜湯送下少時卽能說話孕婦勿服

每兩紋銀六分

扶陰降火丸

專治臟腑火盛鬱熱傷陰則骨蒸寒熱或爲咳嗽聲啞或爲痰中見血或爲咽喉腫痛口舌生瘡面目赤腫小水赤黃五淋白濁夢遺盜汗怔忡恐怖眼目赤腫大便燥結消渴飲水火極生毒一切陰虧火勝之病此藥主治壯盛之人每服一二三錢白滾水送下虛弱之人每服五七分可退卽生上部火臨睡服下部火早服孕婦勿服[illegible]火之物

每兩紋銀六分

參圓百茸仙膠

此膠専治真元虧損精神短少身體羸瘦面色無光肌膚憔悴小便無度陽事痿弱舉而不固腎冷胞寒陰囊冷汗腰腿酸疼手脚痳痺增寒手餐飲食無味不耐飢寒下元虛憊如是等症皆損傷精血真陽不足之故耳久久服之培元陽助精神潤飢膚悅顏色耐飢寒强筋骨生精髓多子嗣充百脈壯五臟一切諸虛百損五勞七傷之症大有奇功不能盡述兼婦人子宮虛冷不受孕育及胎寒血凝白帶等症每早晚不拘多少用黃酒送下滚白水亦可　每兩約銀四分

濟嬰丹

專治小兒飲食不調過食甘甜厚味油膩面食停滯不化以致嘔吐惡心脇肋脹滿肚腹疼痛夜卧不寧發湯飲水潮熱發燒鬼飯疙瘩及赤白痢疾大便泄瀉溺如米泔一切湯食滞熱等症並皆治之每服一丸淡薑湯送下忌暈腥面食難克化之物　每丸紋銀分半

神仙濟旣丹

此藥滋腎水降心火聰耳目開心竅智添精補髓强陰壯陽久服此丸則水火濟旣陰陽和合氣血調勻反老還童髮白再黑眞有神仙濟旣之功服此丸不可間斷每服三錢白滾水送下

每兩紋銀六分

蟾酥丸

專治諸般疔毒一切無名惡毒形惡瘡毒初發腦疽背發附骨疽等症每服一丸溫水送下冬月葱酒送下病甚者服二丸忌發物凡疔疽毒瘡無頭者服之便有頭項麻木腫硬不知疼痛者服之便覺痛養未成者服之內消已成者服之易潰重者變輕危者立安此藥治疔毒之仙方也

每丸紋銀三分